歯科衛生士のトリセツ

女性歯科医師だから
わかる歯科マネジメント

大澤歯科医院副院長
個性心理學認定講師
風水心理カウンセリング協会認定講師
大澤優子

はじめに　～そして誰もいなくなった～

現在高校生の娘が生まれてすぐの頃の出来事です。

医院収入は右肩下がり。空白だらけの予約簿。スタッフとの関係は最悪。さらに退職者が続出。ついに午後の予約患者がたった一人になりました。

次の日の朝、一人だけ残っていたスタッフのお母さんから電話がありました。

「昨日の仕事帰り、娘が事故に遭いました。大したことはないのですが今日はお休みさせてください」

一瞬耳を疑いました（事故に遭ったスタッフは回復後、結婚退職まで勤務してくれましたが）。

さらに悪いことは続くもので、その日の午後、娘の保育園から「娘さんが熱を出したので迎えに来てください」と電話がありました。保育園に娘を迎えに行き、小児科を受診してから歯科医院に戻りました。

消毒室には、午前中に使用した器具が洗われることなくそのまま残っていました。

器具を洗ってくれるスタッフが一人もいないのです。昨日までは「いてくれて当たり前」だと思っていたスタッフが誰一人としていなくなったのです。

私は、娘をおんぶして消毒室で器具を洗い始めました。泣きながら。

「私はこんなことをするために歯科医師になったのではない」

医院経営が上手くいっていないのも、収入がないのも、スタッフが次々と辞めていくのも、今朝からの電話も、悪い夢を見ているだけ。

しかし、現実でした。悪夢から覚めることはありませんでした。

泣きながら愚痴を言っても、ありったけの不満をぶちまけても、誰も解決してくれませんでした。あらゆるものを自分で変えていくしか解決方法がなかったのです。

院内を改善するためには、システムそのものとスタッフ（歯科医師も含めて）のマインドチェンジが必要です。

この本『歯科衛生士のトリセツ』は、歯科医師の悩みの種となっている歯科衛生士の取り扱い方を伝授する本です。女性歯科医師として体験してきたこと、同業者からの話をもとに解説しています。

悩みの種である「歯科衛生士」が大輪の花を咲かせることを願っています。

目次

はじめに　～そして誰もいなくなった～……2
1　「別の星の生き物」だと思う……12
2　面接ではあえて「ハードなこと」を伝える……14
3　面接とは別に医院見学の日を作る……16
4　筆記用具の「持ち方」に要注意……18
5　強制的に「課題図書」を読ませる……21
6　「できない」ではなく「知らない」だけ……24
7　重宝するのは体育会系……26
8　注意する時は場所を変える……28
9　注意の前に「疲れてる？」「体調悪い？」の一言を……30
10　その「涙」に意味はない……34
11　「女性脳」を攻略する……36
12　「結果」の前に「過程」を褒める……38
13　「良い子」には裏がある……40
14　「距離感」をチューニングする……42
15　スタッフとの関係は「短時間」で深める……44

第一章　今どきの歯科衛生士との付き合い方

16 身だしなみにも「基準」を作る……46
17 電話対応マニュアルを作る……48
18 電話対応マニュアルはとことん細かく丁寧に……52
19 「5W1H」のメモ書きで患者対応力を上げる……54
20 「時間感覚」をすり合わせる……56
21 整理整頓は「写真」で解決……58
コラム①自宅待機中にパチンコをするスタッフ……60

第二章 やる気を出させせるためにすること

22 「怒られるから」「怖いから」では改善しない……64
23 「何のために働いているのか」を考えさせる……66
24 「自分の長所」を紙に書かせる……69
25 細かい仕事は「係」を作る……72
26 「命令」ではなく「自分の意志」で決めさせる……74
27 欠勤連絡はスタッフではなく「留守電」に……76
28 勉強会は「自腹」で行かせる……78
29 「感情」ではなく「数字」で理解させる……80
30 スタッフの「評価基準」を明確にする……82
31 ボーナスよりも「日々の稼ぎ」を重視させる……84
32 収益への意識を高めさせる……86
33 経営者の目線で考えさせる……88
34 「給与」は「自分の仕事の価値」と叩き込む……90
35 自分の仕事ぶりを客観的に見つめさせる……92
36 レベルに合わない「接遇セミナー」は意味がない……94
37 女性の「ライフステージ」を理解する……96
38 「職場復帰第一号」を作る……100
コラム②初めての名刺……102

39 「注意」の前に「ルール」を作る……106
40 「守らないルール」は作らない……108
41 「就業規則」を周知させる……111
42 社内規定で細かいルールを決める……114
43 伝達事項はチェックリストで徹底させる……116
44 誰ともめているかで対処法を変える……118
45 仕事の能力よりも「性格の良さ」を重視する……122
46 理解してもらえるまで対話を続ける……124
47 ミーティングのルールを決める……128
48 「ものの見方」を変える訓練をする……130
49 チェックリストで効率を上げる①……134
50 チェックリストで効率を上げる②……138
51 「なぜそうなったのか」を常に考えさせる……141
52 「空き時間にやること」もリストで認識……144
53 「私は関係ない」を許さない……146
54 スタッフだけで話せる場を作る……148
55 「お友達ごっこ」をさせない……150
56 職種部門のリーダーを決める……152
57 新人教育は一人に任せる……154

第三章 トラブル回避のためにすること

58 歯科医師と新人スタッフで交換日記をさせる……156
59 取り扱い注意患者は「隠語」「目印」で共有……158
60 スタッフ専用のPCを用意する……162
コラム③「人生の質」に関わる仕事……164

第四章 個性心理學のススメ

「動物キャラナビ」キャラクターの調べ方……168
61 「狼」スタッフへの指示は少なめに……170
62 「こじか」スタッフに乱暴な言葉使いはNG……172
63 「猿」スタッフは褒めて伸ばす……174
64 「チータ」スタッフは人前で叱らない……176
65 「黒ひょう」スタッフは人前で褒める……178
66 「ライオン」スタッフには目立つポジションを用意……180
67 「虎」スタッフに命令口調はNG……182
68 「たぬき」スタッフとの口頭でのやり取りは厳禁……184
69 「子守熊（コアラ）」スタッフへは安心感のある言葉かけを……186
70 「ゾウ」スタッフはホウ・レン・ソウが苦手……188
71 「ひつじ」スタッフは悩みすぎないようにフォローを……190
72 「ペガサス」スタッフに理詰めの議論は効果なし……192
コラム④個性心理學の3グループ……194

第五章　歯科医師のココロエ

73 「向上心ゼロ」「仕事中毒」どちらもNG……198
74 「仕事ができない」とひとくくりにしない……200
75 「怒る」と「叱る」は別物と心得る……202
76 無意識のセクハラ／パワハラを自覚する……204
77 「モンスター・ペイシェント」からスタッフを守る……206
78 夫婦間の問題を診療室に持ち込まない……208
79 スタッフを「長く育てる」意識を持つ……210
80 「給料を払っているのだから」を押し付けない……212
81 「お土産選び」で歯科医師の器がバレる……214
82 歯科医師もモチベーションを自問する……216
83 歯科医師は「お山の大将」と自覚する……219
おわりに　～みんなの笑顔のために～……222

1章

今どきの
歯科衛生士との
付き合い方

彼女たちの生態を知る

歯科医院を開業してからというもの、

「お願いだから、歯科治療に専念させて〜！」

と毎日心の中で叫んでいます。

歯科医師なのに、治療以外で頭を悩ませることのほうが多いのです。

なぜなら、歯科医師は歯の治療のプロではありますが、経営&人材マネジメントに関しては全くの素人。歯科大学や歯学部でそれらを学ぶこともありません。

それなのに、歯科衛生士と歯科助手たちスタッフを上手く使わなければ当然売上も上がらず、歯科医院存続の危機にさらされます。

歯科の技術的なことであればスタッフに教えられますが、「スタッフをどのように使い、どのように仕事を回していくべきなのか」といったマネジメント的な技術となるともうお手上げ。

その上、今どきのスタッフは私たちとはまるで違う理屈で生きており、一筋縄ではいきません。

こちらの常識は彼女たちの常識ではないのです。

「どうしてそうなる!?」

そうツッコミたくなるような挨拶の仕方、電話の取り次ぎ方、言葉の使い方、掃除の仕方……数え上げればキリがありません。

それらに対していちいち「何を考えてるの！」「どうしてそれくらいできないの！」などとキーキー怒っていても始まりません。

彼女たちには彼女たちなりのルールと作法があるのです。

何が苦手なのか。

何が得意なのか。

どういう行動原理なのか。

どういう思考回路なのか。

何を優先して生きているのか……。

ここでは、そうした彼女たちの生態と付き合い方を、女性歯科医師の目線で解説していきたいと思います。

歯科衛生士のトリセツ

1 「別の星の生き物」だと思う

育ってきた環境も文化もまるで違う

「そんなことも知らないの？」「これくらい常識でしょう！」

こんなセリフから、新人歯科衛生士との戦いは幕を開けることになります――。

かく言う私もその一人でした。いくら我慢しようと思ってもあまりにも目に余る彼女たちの言動に、あっという間に怒りのボルテージはマックス。

そのうち怒る気力すらなくなり、ため息をつく。それでも次の日にはまた怒ってしまう……それが当たり前になっていた頃がありました。

それでも、こうしたセリフを繰り返したところで何かが改善されるわけではありません。彼女たちは何が相手を怒らせているのかわからないうえ、怒られることにさえも慣れていません。怒られたところでただ萎縮したり不機嫌になったり泣いたり、その挙げ句、辞めてしまいます。

あらためて考えてみましょう。今の新卒～アラサー辺りの年代は、いわゆる「ゆとり世代」。1987年4月2日から2004年4月1日までに生まれ、「ゆとり教育」を受けてきた人たちです。

特徴は、何事にも熱くならない、未来に期待しない、欲がない、プライベート重視。私も含め、バブル時代を経験した歯科医師とは価値観が全く違う生き物なのです。同じ日本語を話していても、彼女たちとは文化も価値観もまるで違うのです。

彼女たちは「地球人によく似た別の星の生き物」。

そう考えると、言葉が通じなくても、信じられないようなことを一から教えなくてはならなくても、そこまで腹が立たなくなります。

「別の星から来た未確認生物だからしょうがない」。

こう唱え、心を落ち着ける。これこそが、歯科衛生士を味方につけ、歯科医院を上手く回す最初の第一歩と心得ましょう。

歯科衛生士のトリセツ

2

面接ではあえて「ハードなこと」を伝える

「甘い勧誘」では結局長続きしない

景気の悪さに歯止めのきかない歯科業界。ワーキングプアな歯科医師も珍しくはない昨今、歯科衛生士不足も深刻です。

人材が不足しているから業界自体も落ち込むのか、業界が落ち込んでいるからいい人材が集まらないのか。悩ましい問題です。

募集をしてもなかなか応募はなく、やっと面接までこぎつけたら、なんとしても歯科衛生士を採用したい。喉から手が出るほど欲しい。「たくさんいる中から良い人を選ぶ」なんて余裕はありません。「来てくれた人を受け入れるしかない」……これがほとんどの歯科医院の実情ではないでしょうか。

しかし、面接で相手の気を引くために甘い言葉で嘘を伝えて迎え入れたところで、後々トラブルになるのは目に見えています。それでなくても打たれ弱い彼女たちのことです。「話が違う」とすぐ辞められてしまっては意味がありません。

長く働いてほしいのならば、むしろ面接の時点で「正直なことを言う」ほうが得策。私の場合、「ここ（大澤歯科医院）では、一番厳しく、恐れられているのは院長ではなく副院長の私です」という話も、面接で話しておきます。

目が回るほど忙しく、辛い時もある。石の上にも三年、歯を食いしばって頑張らなければならない時もあるでしょう。時には涙することもあるかもしれません……。

と、面接時には少々話を盛ってでも、厳しいことを伝えておくほうが後々スムーズに行きます。厳しい状況を前もって伝えておくと、その後、実際になんらかのトラブルが起きたとしても、「最初に聞いていたほどひどくはないな」と思えるので、乗り越えやすいのでしょう。

現にこの面接方法で、現在当院で働いているスタッフは、皆長く勤務してくれています。平成13年開業ですが、15年選手もいるくらいです。

歯科衛生士のトリセツ 3

面接とは別に医院見学の日を作る

働く前に、お互いに心の準備をする

面接を終え、無事採用が決まったからといって安心はできません。

「思っていたのと違う！」と辞められるのが一番の恐怖です。

特に彼女たちは別の星の生き物。何をどう考えているのかも予想ができず、どんなことで彼女たちの反感を買うかわかりません。

そのため、当院では、新人の採用が決まったら、面接後にあらためて「医院見学」の時間を作っています。

所要時間は半日かあるいは一日。実際に診療の現場に来ることで、どんな歯科医院なのか感じてもらいます。

当日は白衣に着替え、朝のミーティングから参加。いざ診療が始まると邪魔にならないところで見学しながら、わからないところがあれば質問してもらいます。

そして、診療時間と同様、あるいはそれ以上に大切なのは、お昼の時間。

なぜなら、スタッフたちと密にコミュニケーションをとれる機会だからです。医院見学の日には院内で食べられるようにお弁当を持参の上、みんなと一緒にランチタイムを過ごしてもらいます。

そうすることで、スタッフ側から新人に対しての正直な印象も聞けるので、どんな雰囲気の人なのか、どれくらい仕事がデキるか、あるいはデキない人なのかといったことをある程度把握できます。

「積極性はなさそう」「人のことをよく見ている」など、前もってわかるとこちらも心の準備ができます。相手にとっても、勤務日の初日に「はじめまして」となるより、やりやすくなります。

当院では、この医院見学後、3か月の試用期間を経て、正社員となるシステムを取っています。

歯科衛生士のトリセツ

4

筆記用具の「持ち方」に要注意

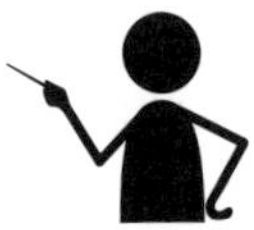

作業の基本は「レスト」

当院では、面接時に必ず「筆記試験」を行います。といっても、内容は難しいものではありません。

私が見ているのは、ズバリ「筆記用具の持ち方」。筆記用具の持ち方で、歯科衛生士としての大切な素養がわかるのです。おかしな筆記用具の持ち方をする人は、十中八九、仕事に必要なインスツルメント（道具）も正確に使えません。

歯科衛生士は、スケーラー、キュレットなど、粘膜が簡単に切れる刃物を患者の口の中に入れて作業します。少しでもズレれば大惨事になりかねません。

筆記用具や箸を正しく持てない場合、手の安定と力のコントロールのための支点となる「レスト」が安定しません。そうすると必然的に、仕事は遅く不正確になります。また、持ち方だけでなく姿勢も大事です。肩と肘と手首があるべき位置にないと、やはり作業がスムーズにいきません。

こうした「道具を正確に持てない」人への対策は二つ。

①正しい持ち方に矯正する②歯科衛生士以外の仕事をさせる――選択肢は二つですが、せっかく歯科衛生士として雇っているのに、②は避けたいですよね。

かつて当院にも、おかしなインスツルメントの持ち方をする歯科衛生士がいました。彼女の作業を見ていると手元がおぼつかず危なっかしい。その上、とても作業が遅い。彼女は、やはり筆記用具も見たことがないような変わった持ち方をしていました。「このままでは患者さんを触らせることができない」と思った私は、考えた末、まずは子供向けの「あいうえお表」を買い、正しいエンピツの持ち方で練習をさせるようにしました。歯科衛生士なのに、やっていることはひらがなの練習です（笑）。

特訓の結果、今では彼女は正しい持ち方で字を書けるようになり、本業の歯科衛生士としてもインスツルメントを正しく持てるようになり、作業効率も大幅にアップしました。

また、筆記用具の持ち方以外では、その人の書く文字そのものから、なんとなく人間性がわかることもあります。

そのため、美文字の必要はありませんが、丁寧に書いているか、文字に力強さはあるかをチェックします。特に「とめ、はね、はらい」ができないフワフワした文字を書くスタッフは、臨床でインスツルメントをしっかり持てません。

また、仕事全般においてもメリハリがなく、患者さんへの説明も、何が大切か、何を伝えたいかがフワフワしているように思います。

最近、筆跡鑑定の専門家にお聞きしたところ、フワフワ文字の人は、やはり自分に自信がなく、すべてにおいてパンチがないそうです。

「3」なのか「ろ」なのか識別不明の文字を書くようなタイプは論外です。老眼で苦しんでいるお年頃の歯科医師としては、「字が読みにくい」はイラっと度合いが高まります（笑）。

とはいえ、「字が下手だから採用しない！」なんてことができるほど余裕はないので、後々の付き合い方に役立てるため、面接の参考にしてください。

歯科衛生士のトリセツ

5 強制的に「課題図書」を読ませる

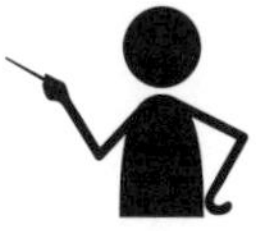

上司の説教より「どこかのエライ人の言葉」が効果的

本離れが叫ばれて久しい世の中ですが、ご多分に漏れず、当院で働くスタッフたちも全く本を読む習慣がありませんでした。

わからないことがあったらすぐにスマホで検索。

簡単に調べられて時間短縮、便利な世の中になりましたが、その分「考える」ということをしなくなったように思います。

しかし、「自分で考える」ことこそが、人間を成長させてくれるものです。

歯科衛生士、歯科助手にとっても、「自分で考える」習慣を身につけるためには「読書」はとても有効です。

「これをやったら、あるいはやらなかったらどうなるか」ということを考える想像力を養い、指示以外のこともできるようになる。

患者さんと対等に話ができる「教養」も身につく。

ぜひ、歯科医院のスタッフにも本を読ませることをおすすめします。読書によって得られることは山ほどあります。

読書は人材育成の面でも良いことづくし——そう考え、私もスタッフに「毎月1冊は自腹で本を買って読むように」と言いましたが……無理でした。

彼女たちには本を読む習慣がないので、日頃書店に行くこともありません。本を選んで買うということがまず難しいのです。

そこで、苦肉の策として、スタッフルームの入り口に本棚を設置し、私が読んでほしい本を入れておきました。

……それでも読まない。

習慣とは恐ろしいものです。

最後は、本を一冊丸ごと読ませることは諦め、目を通してほしいページに付箋を貼り、「強制課題図書」にしました。

課題図書のジャンルは、自己啓発、セルフ・コーチング術、組織マネジメント、時間術など多岐に渡りました。

キラキラした装丁のいかにも女子向けのものもあれば、ゴリゴリのビジネス書もありますが、すべて働き方を学び、生き方を考えることにつながる本です。

結局「強制読書」となりましたが、これをやったことで、今までよりもこちらの言わんとすることが伝わるようになったと感じます。これまでただ漠然と働いていただけだったものが、これらの読書体験を通じて、自分の人生をより豊かなものにする働き方をなんとなくでも学んでくれたのでしょう。

上司に言われたことは素直に聞けなくても、「どこかのエライ人」の本に書かれていることなら、説得力がアップして受け入れられるようです。

また、強制的に読ませたことで、「〇〇という本に書いてあったアレ」といったように、共通認識事項が増え、指導や注意がしやすくなります。

本を読む習慣がないなら、無理にでも読ませてみる。

読書ゼロの頃と比べれば、読んだのは一部とはいえ効果はあったと思う次第です。

歯科衛生士のトリセツ 6

「できない」ではなく「知らない」だけ

「知らないこと」を洗い出す

「うちのスタッフはアレもできないコレもできない……」。
歯科医師が集まれば、そんな愚痴大会になることはよくあります。
ですが、ちょっと待ってください。
それは、本当に彼女たちが「できない」ことですか？
「知らない」からできていないだけではないでしょうか？
例えば、掃除。
「雑巾も掃除機もまともに使えない！」なんて怒っていても、今どきの若い人は濡れ雑巾なんて使わないのです。彼女たちにとっての掃除道具といったら、汚れたら取り替えて使い捨てられるフローリングワイパーやハンディワイパー。

掃除機にしても、コード式のコロコロ引っ張るタイプのものを使ったことがない可能性も十分に考えられます。下手すると、家庭にはロボット型の掃除機しかなかった！なんていう場合も。最近は、固定電話がない家庭も多く、電話対応も不慣れです。

そう、彼女たちは「仕事ができない」のではなく、単純に「知らないこと」「経験していないこと」が多いのです。実家暮らしだと、「家では掃除をしたことがありません。お母さんが全部やってくれています」なんて人も珍しくありません。

歯科衛生士になるまでに育った家庭環境も、生活ルールも、全員違います。親から教わってきたことも、個人差があります。

だからこそ、すべての作業を全員で一度確認することを徹底しましょう。そして、誰が何を知らないのかを洗い出し、知らないことは、わかるように教えてあげればいいのです。

「できていない」と注意するのは、彼女たちが「知ってから」なのです。

歯科衛生士のトリセツ

7 重宝するのは体育会系

チームワークを支えるスポーツ経験

前述のとおり、若手スタッフは「ゆとり教育」世代です。「平等」の名のもとに、あまり叱られず、他者と差を付けない教育を受けてきています。運動会の徒競走では皆で同じタイミングでゴールをして順位をつけない、学習発表会（学芸会）では全員が主役。

彼女たちは、そうした価値観の中で育っています。

普段勉強が苦手でも、スポーツが得意なら運動会ではヒーローになれたり、クラスの人気者は学習発表会（学芸会）で一芸を披露したり、そうした自分が得意な分野で輝けるステージがあることを知らずに生きてきたのです。

そのせいか、自分だけが目立つことや、率先して行動することなど、「平等でない」ことに敏感。「でしゃばっていると思われたくない」と顔色を窺い、一方では「私ばっかりやらされている」と被害者意識を持ちやすいのが面倒なところでもあります。

こうした謎の平等原理主義を打破してくれるのが、体育会系の部活動経験者です。スポーツに打ち込んだ人は、先輩後輩といった上下関係に慣れている上、憧れの先輩に追いつき追い越すためには努力しなければならないということを、すでに身をもって学んでいます。

当然、大会に出場すれば順位がつき、「チームプレー」の大切さも経験しています。

歯科医院の円滑な経営に必要な要素は、「チームワーク」なのです。

「スタッフ同士がただ横並びでいるだけでは組織が回らないこと」をわかっている人がいてくれると百人力。当院で長く働いてくれているスタッフも、ほとんどがスポーツ経験者です。

面接に来た人の履歴書にスポーツ経験が記されていれば、ガッツポーズ！　天からの恵みと思ってください。

歯科衛生士のトリセツ

8

注意する時は場所を変える

プライドを傷つけないように叱る

注意をする際は、その内容はもちろんですが、どの場所でスタッフに注意をするか？というのも重要な問題です。

絶対にやってはいけないのが、患者さん&他のスタッフの前で叱ること！

彼女たちは、歯科衛生士、あるいは歯科助手といった肩書を持つれっきとした「プロ」です。それが、他の人が見ている前で叱られてはメンツが丸つぶれ。

注意された内容よりも、「恥をかかされた」という意識のほうが強くなっては意味がありません。歯科医師への反発心が生まれやすく、要らぬ亀裂を生むことにもなります。こちらとしては単に「ミスをしたので注意した」というだけのことが想像以上の傷になりかねないのです。

それでなくても、あまり叱られた経験や負けた経験のない彼女たち。そのプライドは高く、脆いということを頭に入れておきましょう。患者さんの目の前で叱ることで、患者さんに余計な不安を与える可能性もあります。

同様に、少し難しいことやレベルが高いことを歯科衛生士が行う際、「大丈夫？できる？」とその場で聞いてしまうことがありますが、これも要注意です。

心配してのことなのですが、本人のやる気をなくさせる上、患者さんも不安にさせる、最悪の言葉がけです。

当院では、診療中にすぐに注意が必要になった場合は、メモに書いて渡す、あるいは、「一度うがいしてもらって」というセリフを合図に、バックヤードに呼んで個別に話をします。

最初になぜ呼ばれたと思うかを尋ね、こちらが思うとおりの回答なら次回から気をつけてもらう。なぜ呼ばれたのかわからない、あるいは見当違いの答えを返した場合は、しっかり説明し、一緒に対策を考えて指導します。

歯科衛生士のトリセツ

9

注意の前に「疲れてる?」「体調悪い?」の一言を

気遣いの先制パンチが効果的

若いスタッフの仕事ぶりを見ていると、眉をひそめるような所作を目にすることがあります。

例えばドアを閉める時には「バーン」、診療の基本セットをバットの上に置く時には「ガシャーン」と大きな音を立てる。

それによって周りの人がビックリしたり、不快に感じたりするということがわからないようです。

また、頻繁に物を落とす、物を壊すスタッフは注意力が散漫。

キャビネットの端に物を置いたら落ちるかもしれない。はみ出して置いたら誰かが通った時にぶつかって落ちるかもしれない。

そんなふうに、次にどんなことが起こるかを予想する想像力が乏しいのです。

歯科医院で使用する機器は高額ですが、スタッフは値段を知りません。防止策として、機器や材料すべてに値段を書いたシールを貼っている先生もいるようです。

また、「引き出しを手ではなく足やその他の部分で閉める」。

これは、想像力ではなく単に行儀の問題です。

急いでいるのはわかりますが、オープンな診療室、個室の場合を問わず、他人に見られています。

彼女たちは、普段は必要以上に「人にどう思われるか」を気にして行動する割に、「人にどう見られているか」には気が回らない側面があるようです。

こういった類の問題は、自分では気づいていないことが多いのです。

ですが、正面切って注意をすると険悪な空気になりかねません。それを回避するためには、一回クッションを入れるのが得策。

バックヤードに呼んで、第一声は「疲れてる？」「体調悪い？」。

疲れや体調のせいで動作が荒っぽくなっているのかもしれない……まず相手に見せる必要があるのは、「怒り」ではなく、こうした「気遣い」です。

このワンクッションで、相手はぐぐっと話を聞くハードルを下げるのです。

それから本題に入り、「あなたのすることは周りから見られているよ」「高い物を壊すと売上に響いて、巡り巡って給料が減るよ」とやんわり注意します。

無意識の行動のため、すぐにゼロにはならないかもしれませんが、指摘されたことで確実に改善されていきます。

これが、注意するのが同じ内容でも「どうしてこんなことをするの、すぐに直しなさい」とストレートにぶつけると、相手も素直に聞かず、言い訳をし、態度を改めないままになってしまうことがあります。

それが、たった一言「疲れてる?」「体調悪い?」と付け加えるだけで歩みよりの姿勢を見せるので、これを使わない手はありません。

「相手の態度が悪いのに、どうしてこちらが気を遣わないといけないの」と思うかもしれません。

ですが、「育ててきたスタッフに辞められて歯科医院の収入が落ちることに比べれば、自分のプライドを捨てるくらいなんてことはない」。

私はそういう結論に達しました。

この注意の仕方を取り入れてからは、私が見ていないところでスタッフが何か壊してしまっても、自ら率先して謝りにくるようになりました。

こちらが「気遣い」を見せると、相手もこちらの気持ちを察知してミスを自己申告してきます。そして、叱られなくとも自分で反省できるようになります。

かつて、あるスタッフが退職した後に、スタッフルームの引き出しから大量の歯科材料が見つかったことがありました。補充の際にケタを間違えて注文したスタッフが、叱られることを恐れて隠していたのです。

このようにミスを隠蔽されてしまうと、原因もわからず、また同じことを繰り返しかねません。こうしたことを避けるためにも、大切なのは常日頃からの、申告しやすい関係性づくりです。

素直に話をしてもらうために、まずは「気遣い」を！

内心怒り狂っている時もありますが（笑）、相手に怒りの感情をぶつけても何の解決にもならないのです。

歯科衛生士のトリセツ

10

その「涙」に意味はない

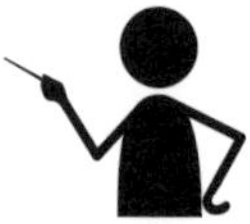

原因は「打たれ弱さ」と「感情の盛り上がり」

男性の歯科医師からよく聞くのが、「スタッフがすぐ泣く」という悩みです。

少し注意をしただけなのに泣く。泣かれるとそれ以上話を続けることができず、お手上げ状態。泣いている時は恐らくこちらの話を冷静に理解できるモードではないので、注意した内容は頭に入っていないでしょう。

さて、彼女たちはなぜ泣くのでしょうか。

私は、これまでに「厳しい」「冷たい」などと言われたことはあっても、スタッフを泣かせたことはありません。女性同士だからこそわかってあげられる側面もあるのかもしれないと思います。

思うに、涙の理由は、まず叱られた経験が少なく、打たれ弱いこと。そして、単にその時に感情が盛り上がったから。それだけではないでしょうか。

悲しい・悔しい・怖い。そうした感情を上手く言葉で表せず、代わりに涙となっているのだと思います。

こちらが考え込んだり悩んだりするほど難しい理由はありません。

必要以上に感情を揺さぶらないよう、ぜひ、本書を活用して注意の仕方を変えてみてください。スタッフが泣く回数は格段に減ることと思います。

特に、第4章で紹介している「個性心理學」は、どのタイプは何をされると傷つくのか、ひとりひとりのキャラクターを理解する手助けになるはずです。

また、男性の歯科医師に注意してほしいのが、「声のボリューム」。

自分で思っている以上に大声になっていませんか？　声が大きいと、それだけで威圧的に感じられてしまいます。普通に注意しただけのつもりが、大声のせいで「怒鳴りつけられた」と解釈されているのかもしれません。体育会系出身の院長の場合はなおさら、一度声のボリュームをチェックしてみましょう。

歯科衛生士のトリセツ

11

「女性脳」を攻略する

女性はまるで別の視点でモノを考えている

歯科衛生士、歯科助手、どちらもほとんどが女性ばかりです。

つまり、女性を理解することが、歯科医院を上手く回していくための必須項目。男性とはまるで違う思考回路であるということをまず理解しましょう。

何かを始める時、男性は「どうやったらプラスになるか」を考えます。

それに対して女性は「どうやったらマイナスが少なくなるか」を考えます。

例えば「医院収入を増やしましょう」という課題に対してのアプローチ方法。

男性院長は「新しい器具や材料を買って収入を増やそう」と考え、一方で女性スタッフは「無駄使いしているところがないか」を探します。どちらも「ゴール＝医院収入を増やすこと」というのは同じですが、入ってくるものを増やそうとするのか、出ていくものを減らそうとするのか、逆の考え方になります。

「お金がない、と言っているのに院長は高価な機材ばかり買う」

「うちのスタッフは、ちまちました非生産的なことしかしない」

どちらの言い分も間違いではありません。

また、男性は「遠い未来の大きな理想」や「抽象的なこと」を考えたり語ったりするのが好きです。一方、女性は「目の前にあること」や「今やるべきこと」に意識が向きがち。見ているものの違いで、話が噛み合わなくなることが多々あるのです。

もしかするとあなたの歯科医院で、女性スタッフは、目先の小さな出来事でいっぱいいっぱいになっているかもしれません。

そんな状態なのに、抽象的な理想論を語られても理解できるはずがありません。「ついていけない」と感じるだけです。

「俺の理想の歯科医院」を夢見る前に、まずはスタッフとともに目の前にある小さなことに焦点を合わせてみてください。

歯科衛生士のトリセツ 12

「結果」の前に「過程」を褒める

「頑張った」という事実をまずは認める

結果よりも、過程が大事。

これも男性歯科医師には理解し難いことかもしれませんが、女性スタッフにとってはかなり重要なポイントです。

何かに取り組む際、男性が重視するのは「結果」です。最終的な結果がすべてであり、結果に至る過程は割とどうでもいいと考えがち。

一方、女性はとにかく「過程」を大切にします。

女性は自分が目的のために努力していること、自分の行った創意工夫の数々を細かく覚えているもの。そこに自分なりの達成感があれば、結果はそこまで重視しません。「過程」こそが「自分の努力の証」となるのです。

だから、結果だけを見て駄目出しをするのはもってのほか。

「私、こんなに頑張っているのに」「あんなに努力してきたのに」と悲しくなり、やる気を失ってしまいます。ここまでの努力を無視されたように感じるのです。

「でも結果出てないよね？」と言いたくなる気持ちはよーくわかりますが、そこはグッと堪えましょう。

もちろん結果を出すことは重要ですが「頑張った」という過程に、まずは目を向けてあげることを忘れないでください。

そこに至るまでに彼女が何をしてきたのか、まずは話を聞く。そしてその過程を十分に認めて褒めてください。改善策を考えるのはそれからです。

そんなに頑張っていたのに結果が出なかったのであれば、次からは少し違う方法で頑張ってみようか……というように、少しずつ少しずつ、「結果」を求める方向にシフトするのが円滑に事を運ぶポイント。

「女性の思考回路を理解すること」は歯科医院経営の初めの一歩と心得ましょう。

歯科衛生士のトリセツ

13

「良い子」には裏がある

女の笑顔を信用するな

男性歯科医師には理解されにくいことの一つに、世の中には表と裏の顔を持った女性が存在するということがあるかもしれません。

「なんであんな良い子が辞めるんだ？」

「なんであんな良い子が他のスタッフと上手くいかないんだ？」

時々耳にするセリフです。

答えは簡単。

「院長がいる所と院長がいない所で態度を変えているから」です。

院長の前ではいつも笑顔で「は～い」と言っていたのに、スタッフの前では院長の悪口を言いたい放題、なんていう態度も珍しくありません。

しかし、院長からするといつも表の良い顔しか見ていないので、まさか辞めるほどのことになるとは想像もできないのでしょう。

どんなにいつもニコニコして愛想を振りまいていても、イコール性格がいいとは限りません。接する時間が長く、距離が近いスタッフ同士では「女性の裏の顔」はすぐに見破られます。

他人の足を引っ張ったりサボったりするスタッフが、院長受けが良ければ良いほど、他のスタッフは厳しい目を向けます。特に、彼女たちの世代は「理不尽」「不平等」であることにとても敏感ですから。必然的に、そういうズルいことをするスタッフは働きにくくなっていくのです。

誰も見ていないと思って嫌な患者さんのカルテを飛ばす、苦手な仕事に当たらないよう工作する……。そうした悪行に、院長以外のスタッフは全員気がついています。

彼女の性格の悪さと「裏の顔」に気がつかず、「あんなに良い子が」などと呑気に思っているのはあなただけなのです。

歯科衛生士のトリセツ

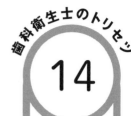

14

「距離感」をチューニングする

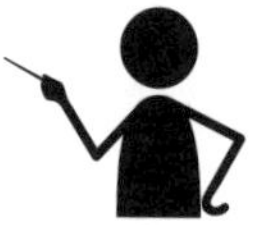

白衣を脱げばひとりの人間

スタッフとの関係性で悩ましいことのひとつに、「距離感」があります。

「家族同様の付き合い」はアットホームでいいのですが、今の時代はプライベートなことをあまり聞いてほしくない、仕事とプライベートはハッキリ分けたいという考えのスタッフが多数派ではないでしょうか。

彼女たちは、生まれた時から「個」の時代で育っている、ということを念頭に置きましょう。「どこの集団に属しているのか」ということに価値を見出す世代ではありません。プライバシーに対しての意識も私たちより高いのです。

他のスタッフからの噂話で、育児や親の介護などの家族問題が起こっていると知った場合であっても、こちらから根掘り葉掘りは聞きません。

その代わり、本人から相談や申し出があった時には、できる限り寄り添って解決策を考えます。

「問題が落ち着くまでは仕事より家庭のことを優先しても構わない」と伝え、その結果、休暇が長引きそうな時には、週に一度電話連絡をもらうなどで対応しています。

飲み会でも家族や恋人の話をこちらから振ることはしません。相手から話してくればもちろん聞きますが。

お酒の席ではなるべく仕事の話もしないようにしています。お酒が入っての院長の独演会など最悪です。

飲み会はシンプルに、美味しいものを食べて、日頃の労をねぎらうための楽しい時間にしようと心がけています。

歯科医院は院長をトップとしたピラミッド型の組織。白衣を着ている間は明確な上下関係があります。しかし、白衣を脱いで外へ出れば、一対一の対等な関係。上下関係ではなく、ひとりの大人として尊重するというのが基本スタンスです。

歯科衛生士のトリセツ

15

スタッフとの関係は「短時間」で深める

何でも話せる「雑談ミーティング」

昔と違い、長時間一緒に働いて飲み会にも付き合わせ、じっくり関係を築いていくといった時代ではありません。

スタッフとの信頼関係は、なるべく短時間で築けるように工夫するべきです。

信頼関係は、互いに腹を割って話すことから生まれますが、上下関係がある以上、いつもどおりの環境で「何でも話して」と言ってもそう簡単にできるものではありません。

そこで、かつて当院では「雑談ミーティング」というものをやりました。

空いている時間に、院長とマンツーマンで10～15分話すだけです。

ルールはたったひとつ。

「内容は他のスタッフには一切口外しない」ということ。

このルールがあるだけで、話すことのハードルがグッと下がるようです。

院長によると、最初は何も喋らないけれど、そのうち、「ここだけの話」といって話し出すそうです。

人間関係や給料の話など、話題は多岐に渡ります。愚痴みたいな内容でも気軽に話してもらいました。

ポイントは、「この人にだったら本当のことを言っていいんだ」と思ってもらえること。たとえ悩みがその場で解決できないことだとしても、信頼関係ができれば成功。こちらとしても実情が把握できました。

現在は信頼関係ができたので、こちらからわざわざ促さなくても、何か話したいことや聞きたいがあれば、向こうから伝えに来てくれます。

また、向こうから来ないということは現状これといって問題がなく、円滑に回っているということだと認識しています。

歯科衛生士のトリセツ

16

身だしなみにも「基準」を作る

ネイルや香りもルールを決めておく

身だしなみを整える――それは、言うまでもなく社会人としての基本マナーです。

特に、歯科医院では「清潔感」が大切になってきます。

今どき茶髪を禁止するなどというのは時代遅れです。しかし、「茶髪」と一口に言ってもその色合いや明るさはとても幅広いもの。

「金髪だ！」「いえ、茶髪です！」などと風紀委員のように不毛な戦いをしなくても済むように、ヘアカラーの色見本を参考に、どの色までならOKかをきっちり決めている医院もあるようです。

ネイルやエクステなども、どういう基準にするのか前もって決めて提示することで、お互いに余計なストレスを抱えずに済みます。

当院では、「髪が肩についたら結ぶ」「ネイルはしない」というのが基本ルールとなっています。

「おくれ毛」が流行した時は困りものでしたが、耳の前に残したおくれ毛がマスクについて不衛生だったので、それ以降「おくれ毛NG」としました（スタッフの平均年齢が上がるにつれ、おしゃれよりも実用性重視となっているように思います）。

また、忘れがちですが、柔軟剤も注意が必要です。

現在、当院ではスタッフの白衣は病院側で洗濯していますが、以前、各個人で洗濯をしてもらっていた時に「柔軟剤の匂いがきつ過ぎる」ということがありました。

今はさまざまな香りの柔軟剤が発売されており、気分によって使い分けて、香水のように楽しむ人も多いようです。

しかし、その一方で「香害」という言葉も広まったように、香りは意外と好みが分かれますし、苦手な人にとっては気分が悪くなるもの。

香りも身だしなみの一部としてとらえる時代と考えましょう。

歯科衛生士のトリセツ

17 電話対応マニュアルを作る

電話の取り次ぎ経験がない世代

物心ついた時には一人に一台、携帯電話やスマホを持って育ったスタッフたち。自宅に固定電話がないことも珍しくありません。

ある新人スタッフは、電話の取り次ぎでこんなことがありました。

「先生に電話です」。

副院長である私も「先生」、院長も「先生」です。

知り合いからの電話ならば「優子先生をお願いします」か「院長先生をお願いします」のどちらかでかかってくるはずです。

「どっちの先生？」と聞くと「わかりません」の答え。

「誰からの電話？」と聞いても「名前は言いませんでした」。

……頭を抱えてしまいました。

電話も「個」と「個」で繋がっているものしか使ったことがないため、彼女たちには「電話を取り次ぐ」という経験がないのです。

それ以来、院内の電話機の横には「誰からかかってきたのか、誰にかかってきたのかを聞く」というメモを貼るようにしました。

これで「どっちの先生ですか？」問題は解決しました。

が、すぐに新たな問題が発生。

今度は「用件」です。

診療中は手が離せないことが多いので、自分あてに電話がかかってきても出ることができません。

「今、手が離せないから電話に出られないと伝えておいて」と言って、そのまま診療を続けました。

さて、昼休みになり「さっきの電話の用件は？」と聞くと「わかりません」。

彼女いわく、「『先生は電話に出られません』と伝えました」。

全く悪気のない表情です。たしかにそうは言いましたが……。

相手側から伝言があるのか？

あるいはもう一度相手からかかってくるのか？？

それともこちらから電話をかけなおすのか、その場合はどの番号にかけなおすのか？？？

何一つ聞いていませんでした。

その後、当院ではすべての電話機の横に、次のような空欄を埋めるメモを置くようにしました。

・「日付」

・「時間」

・「誰から」

・「誰に」

・「伝言の有無」

・「先方がかけなおす／こちらからかける」

・こちらからかける場合は「先方の電話番号」と「担当者の名前」
・「電話を受けた者の名前」
・「この電話メモを当事者に伝えたか」

このメモで、必要最低限の情報はわかるようになりました。

また、取次対応だけでなく、電話対応の基本ともいえる、次のようなマニュアルも作りました。

①電話が鳴ったら3コール目までに出る
②「こんにちは、大澤歯科医院の○○です」と名乗る
③ワントーン高い声で明るく対応する
④重要事項は復唱して確認
⑤電話を切る際には「○○が承りました。それでは失礼致します」
⑥相手が切ったのを確認してから切る

ここまでしてようやく、まともな電話応対ができるようになってきました。それでも、まだ電話トラブルは終わらなかったのです……。

（次の項目へ続く）

歯科衛生士のトリセツ 18

電話対応マニュアルはとことん細かく丁寧に

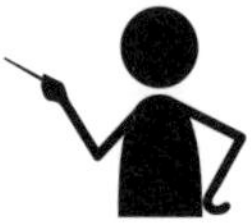

「セールス電話」も生まれて初めてです

固定電話にも慣れ、スマートな対応ができるようになってきたスタッフですが、今度は「誰からの電話でも取り次いでしまう」というトラブルが発生しました。

診察で忙しいさなかに、歯科医師あての怪しいセールスの電話までご丁寧に取り次いでしまうのです。

そこで、「歯科医師あての電話マニュアル」も作成しました。

①聞いたことがない相手、あやしい相手からの場合、「どのようなご用件でしょうか」と聞く

②用件を話さない、あるいは明らかにセールスの場合は「少々お待ちください」と3秒ほど保留にする

③「ただいま院長は手が離せませんので後ほどこちらからかけなおします。ご連絡先をお伺いしたいのですが」と尋ねる

一見バカバカしいような内容ですが、これを作ったことでスタッフは電話対応に迷うことがなくなりました。

バカバカしいといえば、電話を受けた際の第一声の挨拶でも頭を抱えたことがあります。最初に「おはようございます」と教えたところ、昼の12時でも「おはようございます」。昼は「こんにちは」でしょう、と言うと今度は日が暮れて外が暗くなっても「こんにちは」と言い続ける平成生まれ……。しょうがないので、11時までは「おはようございます」、11時から17時は「こんにちは」、17時以降は「こんばんは」と決め、それも電話マニュアルの片隅にメモしてあります。

当時は「いちいちそんなこと言われなくてもわかるだろう！」とイライラしていましたが、今は「別の星の生き物」と思うように努力した結果、たいていのことでは驚かなくなりました。

歯科衛生士のトリセツ

19

「5W1H」のメモ書きで患者対応力を上げる

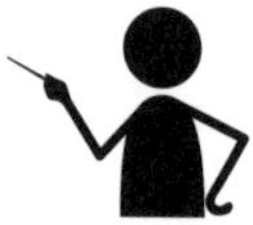

必要な項目を「見える化」する

仕事中、若いスタッフとやりとりをしていると、必要な情報にたどり着くまでに何度も会話のラリーをしなければいけなくて疲れる……。

そんな経験はないでしょうか。

彼女たちが情報をまとめられず、短文で何度もやりとりをしなければならないのは、LINEでのやりとりにばかり慣れているのが原因のような気がします。

「会話を広げる」ということが苦手で、ひとつ投げかけたことに対してひとつ返すのが精一杯なのです。

面接時に、仕事とは関係ない話（趣味や時事ネタなど）を振ってみて、会話を膨らませられるようであれば患者さんとのやり取りにも幅が出て、人気の歯科衛生士に成長します。

かつて、当院のスタッフも問診表の聞きとりでさえ、５Ｗ１Ｈを満たせないことがありました。彼女たちに任せていると、どういった症状を抱えて来院されたのかがわからないのです。

そのため、今では下記のようなリストを作って、聞き取り時に活用しています。

①いつから
②どこが
③どうした
④現在の痛みの有無
⑤その他

これで、必要な情報を漏らさずに問診表を作ることができるようになりました。

怒ったり呆れたりするよりも、彼女たちは何が苦手で、どうすれば改善できるかを考えて形にするよう、こちらも思考を切り替えましょう。

歯科衛生士のトリセツ

20 「時間感覚」をすり合わせる

その時計、正しいですか？

時間に対する感覚も、若いスタッフとはズレが生じるもののひとつです。

例えば診療が9時開始の場合。9時に患者さんを診療室に呼び入れるのか、9時に治療が開始できるように準備を終わらせておくのか。

私が勤務医の頃は、9時開始といえば、9時には院長が仕事を開始できるように準備しておくのが当たり前でした。しかし、今の若い人たちの仕事に関する時間感覚はどうやら違うようで、「9時開始」と伝えると、「9時になってから患者さんを待合室に呼びに行く」というイメージです。

細かいことですが、どちらかに統一しておかなければ、歯科医師側はまだかまだかとイライラし、スタッフ側はまだまだ大丈夫と呑気に構えている、などということになります。

院内にはいくつか時計があると思いますが、それらの時刻のズレが大きい歯科医院ほど時間にルーズで、予約制なのに全く時間が守られていないといったことがよくあるようです。

予約は患者さんとの約束です。

約束を守る。基本的かつ初歩的なことですが、案外できていないものです。

まずは、歯科医師とスタッフの間で時間の感覚をすり合わせ、「時間厳守しなければならない」という空気を作りましょう。

ちなみに、当院では患者さんを15分お待たせしたら歯ブラシを1本差し上げることに決めています。

こちらが約束を守ると、相手も守ってくれます。

お陰様で、今のところキャンセル率は2パーセント以下。「5分遅れます」とわざわざ電話をしてくれる患者さんもいらっしゃいます。

歯科衛生士のトリセツ

21

整理整頓は「写真」で解決

片付けの最終形態を共有する

私には全く記憶がないのですが、私が大澤歯科医院に勤務し始めた頃、「ゴミ箱が溢れそうになっている」「スタッフルームに洗っていないマグカップがある」とスタッフに激怒したことがあったそうです。

診療には直接関係のないことなのになぜそんなことで激怒するのか、当時のスタッフたちには理解できず、「怖い女の先生がやってきた」と震えあがったそうです。

整理整頓、掃除ができない人は頭の中が整理されていません。

従って、とにかく手際が悪く仕事が遅い。

器具を準備する時も思いついたものを手あたり次第に持ってきます。

このような人は人生においても行き当たりばったりのような気がします。

使用したマグカップを何日も放置するような衛生観念では、歯科治療の現場にいる者としての資質を疑います。歯科治療の器具も、すぐに洗わないと後々消毒室で手間が増えて大変です。

片付けることは仕事の基本。使おうと思ったものがどこにあるかわからず、捜し物をする時間は本当にもったいない。

しかし、整理整頓の感覚もまた、個人差が大変大きいもの。誰かにとっては整頓されている状態だと思っていても、別の人にとっては片付いていないと思うこともあります。

そこで、当院ではキャビネットの中など、片づけの完成形を写真に撮って、皆で共有することにしました。

大切なのは、「完成形が誰にでもすぐにわかること」、「再現性があること」。

関わる人間が複数いる以上、この二つの要素を満たしていなければ、すぐにまたぐちゃぐちゃになってしまうので気をつけましょう。

コラム① 自宅待機中にパチンコをするスタッフ

歯科医師人生の中で、あまりにも強烈すぎて忘れられないスタッフがいます。

「夫婦で借金をしているが返済が滞っており、アパートに取り立て屋が来ている。次は給料を差し止めるために大澤歯科医院に来るかもしれない。そうなると医院に迷惑をかけることになる」

細かいところは定かではないのですが、あるスタッフからこういった内容の相談を受けました。

診療中に取り立て屋がおしかけて来るなんて、ドラマの世界。患者さんに迷惑がかかってもいけないと思い、数日間の自宅待機としました（今考えると裁判所か弁護士から通知が来るのが先のような気がしますが）。

そんな彼女が自宅待機中にパチンコをしている、という衝撃的な事実が発覚しました。

当院担当のディーラーさんが、たまたま彼女とパチンコ仲間で普段は週末や夜に情報交換をしていたそうです。そのディーラーさんが、平日休みの際にパチンコに行ったら彼女がいたというのです。「平日の日中にパチンコをしているなんて珍しい」と思い声を掛けたところ、とても気まずそうに逃げるように立ち去った、と教えてくれたのでした。

出勤後、自宅待機中の様子を聞くと、買い物以外は外出していないとのこと。パチンコの件を聞くと最初はごまかそうと必死でしたが、最後はふてくされていました。

考え方や価値観は十人十色。もしかしたら世の中に正解など存在しないのかもしれません。

しかし、院長自身が歯科医師である前に人として大切にしていることを破壊する人が存在するのなら、縁がなかったと割り切って退場してもらうことを決断するのも、健全な歯科医院経営のために、時には必要です。

2章

やる気を
出させるために
すること

給料、技術、時間……「頑張る」を見直そう

最近の私は、器具の名前が出てこないこともしばしばありますが「えーっと、あれ」と言っただけで、欲しかった器具がサッと目の前に現れます。

本当にありがたいことです。

現在、当院で長く働いてくれているスタッフたちは、私の望むものが何かを的確に理解し、効率よく動いてくれています。

同じような状況で、スタッフに違う器具を出され、激怒する歯科医師もいると聞きますが、その場合、改めるべきは本当にスタッフだけでしょうか?

スタッフの仕事に対するモチベーションを上げることが、歯科医院を経営する上で重要なのはいわずもがな。

「うちのスタッフはやる気がない」という嘆きを耳にすることがありますが、歯科医師側がそう思っているだけで、歯科医師のため、患者さんのために一生懸命頑張っているスタッフも大勢いるはずです。

ただ「頑張り方」＝「何をすれば頑張ったことになるのか」が医院サイドとスタッフサイドで違うだけ。「頑張り方」を双方で統一しておかなければ、「こんなに頑張っているのに」とみるみるやる気をなくしてしまいます。

私の敬愛する実業家・稲盛和夫氏は、「自ら燃える自燃性タイプの人間になれ」とおっしゃっています。

しかし、それができる人は一握り。最終的には「自燃性の人」を目指しますが、ほとんどの人は、火をつけられれば燃える「可燃性の人」。

どうやって火をつけるのかを考え、実行するのも経営者の役目です。

私には子供が二人いますが、スタッフを育てることは子育てによく似ていると感じることがあります。

どちらにも必要なのは忍耐力！　粘り強く、理解してもらえるまでアプローチし続けることです。

その分、彼らが何か新しいことができるようになった時の感動と驚き、知らないうちに成長していた時の幸福感は計りしれません。

これを味わいたくて、私は日々奮闘しています。

歯科衛生士のトリセツ 22

「怒られるから」「怖いから」では改善しない

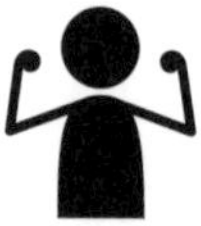

何のための作業なのかを考えさせる

ミスをした時にスタッフをガミガミと怒る。

そうすると、しばらくの間は態度が改まりますが、そのうちまた元に戻ってしまった、という経験はありませんか？

「上司に怒られるから」という苦痛や恐怖を伴ったモチベーションは長続きしません。

喉元過ぎれば熱さを忘れてしまうのです。

例えば、掃除が行き届かず、ホコリが溜まっている場所があるとします。

ホコリを取らなければいけない本来の理由は、「上司に怒られるから」ではありません。患者さんに不快感を与えないためです。

清潔であることは医療機関において当たり前のこと。私は、「それでなくとも新しい歯科医院には設備でかなわないのだから、せめて清潔にしておくべきでしょう」と話し、理解を促しています。

ただ「掃除が行き届いていない！　やり直して！」と叱ってやり直させるだけでは、根本的な解決にはなりません。「なぜ掃除が必要なのか」を問いかけ、考えさせることで、次に同じミスをしないようになります。

自分が今やっていることは、何のための作業なのか？　それを考え、理解する。

この「何のために」という疑問は、ひいては「何のために仕事をしているのか？」という問いかけに行き着きます。

大切なのは、苦痛や恐怖という外的な要素に頼らず、自分の内面から湧き出る内的モチベーション、「仕事に対する熱」を自分で見つけさせること。

なぜ、何のために、働くのか？

この問いかけの回答こそが、「やる気」の源泉。

次の項目で詳しく解説します。

歯科衛生士のトリセツ

23

「何のために働いているのか」を考えさせる

自分なりの「働く理由」を導き出す

「何のために働いていますか？」

この問いを、私はミーティングの度にスタッフに投げかけていました。これに対する自分なりの答えを持っているかどうかが、モチベーションに大きく関わってくると考えているからです。

最初はほとんどの人が答えられません。

しかし、答えが出なくても考え続けることに意味があります。

モチベーションとは、やる気を起こすための「動機付け」。

仕事へのモチベーションは、自分で上げるしかありません。上司からの恐怖や怒りでどうにかしようとしても無理な話です。

モチベーションを上げなければいけない理由を、自分で考える必要があるのです。

この問いの答えはどんなものでも構いません。未婚、既婚などライフスタイルによっても答えは変わるでしょう。

「お金のため」でももちろんＯＫ。「患者さんにありがとうと言われたいから」「自己の向上のため」「やりがいを求めて」など、正解があるわけではなく、百人いれば百通りの答えがあります。

仕事をしているからには、そこに何らかの理由がある。一日のうち多くの時間を費やしているのに、「なんとなく」という理由で働いていてはもったいない、と気づくことがまずモチベーションアップための第一歩。

「何のために働いているのか」という問いかけを、いつでも頭の片隅に置いてほしいのです。

私は、スタッフに「働く理由があるのだから、愚痴なんか言っている暇があったらそのエネルギーを他に向けようよ」とよく話しています。

また、何のために働くのかを考えることで、自分の置かれている環境のありがたさにも気づくようになるのではないでしょうか。

コロナ前は仕事や上司に対する不平、不満が多かった人も、コロナ禍では「仕事があるだけいい」という感情に変わってきたという話を聞きます。「働いて賃金を得られる」というのは当たり前のことではありません。

働く理由を考える中で、「今の仕事を選んだのは自分自身である」ということにも目を向けさせたいと思っています。誰かが強制したわけでもなく、自分で選んだ仕事です。自分の選択だから、自分で責任を取る。シンプルな話です。

そして、「何のために働くのか」を考えさせた後は、ただの抽象論で終わらず、何かひとつ具体的な行動に変えることを徹底しています。

ミーティングが終わった後、すぐに実践できることをひとつ決めるのです。

例えば「返事ははっきりと」といった小さなことで構いません。雑だった作業を丁寧にする、挨拶は元気よくなど、何か「確実にできること」から始めるのがポイント。

スタッフの勤務態度が改善するのも駄目になるのも、一見すれば取るに足らないような「小さなこと」から始まるのです。

歯科衛生士のトリセツ

24

「自分の長所」を紙に書かせる

長所を見つけ、弱点を克服する

人間には良いところも悪いところもある。そう頭でわかってはいても、どうしてもスタッフの短所ばかりにフォーカスしてしまいがちです。

短所を指摘して改善してもらうのはもちろん大切なことですが、その一方で「長所」に関してはスルーしていませんか？

短所ばかりを指摘しても、ぶつかり合うだけです。

スタッフも、「また同じことを注意された」と聞く耳を持たなくなります。

スタッフが言うことを聞いてくれないと感じたら、長所に目を向けるのも一案。

自分の長所＝強みを明確に自覚することで、仕事に対してのやる気ややり方も変わってきます。

短所は自分でも気がつきやすいですが、長所は意外と自覚していないもの。日本人は謙虚と言われますが、自己肯定感が低いことも関係しているのかもしれません。特に、ゆとり世代の人たちは、横並びを良しとする傾向が強いためか、自己アピールもあまり得意ではないようです。

そこで、当院では、自分の長所と短所を紙に書き出してもらうことにしました。上司からの指示をただ受け入れるのではなく、自分と向き合い、スタッフ自身に自分の改善点を考えてもらうきっかけにするためです。

なかなか長所を書き出せない人には、「あなたにはこういういい点があるのだから、そこを伸ばしたほうがいい。短所を改善しないとせっかくの長所もダメになってしまう」とこちらから長所を教えてもよいと思います。

長所と短所は表裏一体。

短所をポジティブな言葉で言い換えると、それは長所になります。

結果として、これはより良い仕事の進め方を見つけ出すのにとても効果的でした。

例１「時間内に仕事を終わらせることができないケース」
長所：丁寧に仕事をする
短所：時間を守れない
解決策：１〜５まで仕事があった場合、１から順番に仕事を進める必要はない。いきなり仕事にとりかかる前に、手をつける順番を決める。

例２「最後のほうの仕事がやっつけ仕事になるケース」
長所：最初から真面目に取り組む
短所：仕事の優先順位をつけられない
解決策：絶対に丁寧にやらなければならないことと、ある程度簡単にしてもいい仕事と優先順位を決め、メリハリをつける。

このように、「具体的にどうするか」といった解決策を考え、すぐに実行するところまでがワンセットです。こうすることによって、短所が長所に変わるということが理解でき、改善点も明確になるのです。

歯科衛生士のトリセツ

25

細かい仕事は「係」を作る

責任者を決めることで「公平」にする

以前、勤務医だった頃の話です。院長がもらってきた花束を「飾っておいて」と受け付けのスタッフに渡すと、彼女はなんと休憩室からコーヒーの空き瓶を持ってきて、それに花を活け、衝撃を受けたことがありました。

その後、結婚して大澤歯科医院に勤務し始めた頃。女性の職場なのに院内が殺風景なので花でも活けたらどうかと思い、花瓶と花を用意して飾りました。ですが、花がしおれても誰も気が付かずそのまま放置……。

当院に生花の管理は無理と判断し、せめて季節の小物を飾ることを提案しました。

スタッフが百均ショップで紫陽花の造花を買ってきて飾りましたが、紫陽花の季節が過ぎても紫陽花のまま。クリスマスには小さなツリーを飾りましたが、お正月になってもそのまま。誰もしまいません。

おかしいと感じたスタッフもいるようでしたが、自分から片付けることはしない。横並びの教育を受けてきたので自分だけがでしゃばるのはNG、という考え方がこのようなところにも出ていました。

そこで、現在は「院内を快適にすることも仕事の一環である」という認識のもと「美化係」を決め、毎月三千円の手当をつけています。

「美化係」はスタッフ同士の話し合いで決め、本人から申し出がない限り継続してもらっています。冬季の間のみ「雪かき係」も決めています。

こうした係は、係になった本人がその作業をやらなければいけないというわけではなく、あくまで「責任者」という意味合い。責任者を決め、作業内容をスタッフ同士で相談し、作業そのものをスタッフ内で完結させることで「私ばかりやっていて不公平」「誰もやらないからまぁいいか」といった感情から起こるトラブルはなくなります。

彼女たちの考える公平なルールを、彼女たちの中で完結させるのがポイントです。

歯科衛生士のトリセツ

26 「命令」ではなく「自分の意志」で決めさせる

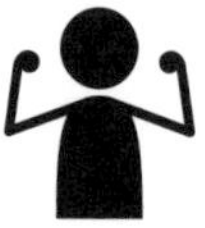

制服、靴、小物……あなたが決めて！

「あらゆることを決めること」が経営者の主な仕事内容ですが、1から10まで一方的に決めてしまうより、スタッフにも裁量権を与えることで仕事へのモチベーションが上がることもあります。

特に、当院では、制服を自分たちで選べるようにしたのは大きな変化でした。

女性にとって、着るものはモチベーションに関わる大きな要素。

歯科衛生士・歯科助手にとっての制服は白衣ですが、一口に「白衣」といってもデザインはさまざまです。「たいして変わらないでしょ？」と思うかもしれませんが、若い女性はディテールへのこだわりがあるのです。

当院の白衣はかつてワンピースタイプでしたが、スカートだと働きにくいとの意見が相次ぎ、パンツタイプに変更することになりました。

その際、白衣のカタログを渡してスタッフ自ら選ばせるようにしたのです。条件は、パンツタイプで全員同じものということのみ。スタッフはカタログを見ながら「これがいい」「あっちのほうがかわいい」などと大盛り上がりでした。

ナースシューズは、皆同じでなくてもよいということにしているので、それぞれ好きなものを履いています。

以前、シューズは年に一度買い換えることにしていましたが、人によってシューズの傷み具合もまちまち。そこで、現在は個人の裁量に任せ、自分でチェックして交換するかしないかを伝えてもらっています。

経費に関しても同様。院内で使用する収納グッズやディスプレイ用の小物などの細かいモノは、金額の上限を決め、その中で自由に買ってきてもいいことにしています。

これらは小さなことではありますが、いちいち私の許可を得てからでなければ何もできないのではなく、自分の意思で決定し、責任を持って行動することに繋がります。

歯科衛生士のトリセツ 27

欠勤連絡はスタッフではなく「留守電」に

「仲良し」への欠勤連絡は要注意

急な欠勤連絡は誰にとっても気まずいもの。仕事を休むからには納得のいく理由を勤め先に話さなければなりません。

気まずいからこそ、なるべく気心の知れた相手に伝えたくなるものです。

以前、当院に勤務していたスタッフの中に、仲の良い二人がいました。彼女たちは、どちらかが欠勤する時はもう一方が出勤した時に、「○○さんは具合が悪いので今日は休むそうです」と私たちに伝えていました。

実は、彼女たちは「彼氏の休みが不定期のため、急に休みになった時に自分も休みたい」という理由で、このような方法で欠勤していたのです。

これは、後に「ずる休みだ」という情報が別のスタッフから私の耳に入り、その後は「本人が直接医院に連絡する」ように決めました。

電話連絡でも、ズルいスタッフは気心の知れた同僚に「休むから適当に言っておいて」などと伝えていることがあります。当院では、かつてこの休み方でパチンコに行っていたスタッフがいました（この話はコラム①に書いています）。

欠勤連絡を伝える相手が仲良しだと、欠勤することに対するハードルがどんどん下がっていってしまうのです。

現在、当院では診療時間以外は留守電になっているので、欠勤するとわかった時点で留守電にメッセージを入れてもらうことにしています。

これで、スタッフ間で融通をきかせてズル休みをするといったことはなくなりました。しかし、こうした問題は、スタッフ同士が仕事の仲間ではなく、ただの「お友達」になってしまっていることが根本にあります。

これに関しては、150ページの「お友達ごっこをさせない」で詳しく語りたいと思います。

歯科衛生士のトリセツ

28 勉強会は「自腹」で行かせる

女性の「元を取らないと損をする」心理を利用

スタッフのスキルアップのため、休日に勉強会に参加してもらうことがあります。

現在、当院のスタッフが在籍している勉強会の年会費は三千円。それを、全額スタッフに負担してもらっています。

多くの歯科医院では、医院側が年会費を負担していることと思います。「会費はこちらで出すから勉強会に参加して」という感じです。

院長に「参加して」と言われたから来ました、というケースも多いでしょう。

彼女たちが本当に勉強したいのならばラッキーなことですが、しぶしぶ参加しているのだったら本人たちにとっては時間のムダ、医院側にとっては費用のムダです。

かつての自分がそうでしたが、週末に講習会やセミナーに参加した際、場の雰囲気に酔いしれて、そこにいるだけで「勉強した気」になってしまいがち。

その時は「よし、やろう！」と思うのですが、月曜日になるといつもの生活に戻ってしまいます。

しかし、自腹となると話は別。

「絶対に元を取らなくては損」というのは女性のサガのようなものです。

当院が年会費を自己負担にした理由は、勉強し続けること、学んだことを臨床に生かすこと、自己投資することでリターンがあるということを知ってもらうため。

「自分でお金を出している」と本気度が違います。「お金を払った分は何かを得て帰らなければもったいない」と思うのです。

勉強会に参加しなくてもペナルティーは一切なし、ということは公言していますが、現在、不参加のスタッフはゼロ。全員が年会費を自腹で払っています。

女子特有の「みんながやるなら私も」という感覚は、この場合にはプラスの方向に働いているのかもしれません。

歯科衛生士のトリセツ

29

「感情」ではなく「数字」で理解させる

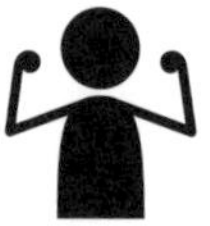

その「頑張れ」では頑張れません

育ちも考え方も価値観もバラバラなスタッフをマネジメントする際、統率が取れなくなる大きな要因のひとつに「抽象的／あいまいな指示」があります。

例えば、「早めに」というのはよく使ってしまう言葉ですが、「早め」の基準は人によってさまざまです。急かしたつもりが、いざ進捗を尋ねると「まだやらなくていいと思っていました」と言われてイライラした経験は皆さんもあると思います。

こうしたトラブルの解決方法は至ってシンプル。

「数字」で指示を出すことです。

「早めに」といった曖昧な表現でなく「○日まで」「○時まで」など具体的な数字を示せば、人によって解釈が違うといったことは起きません。

また、身だしなみに関しても「小さいピアスなら可」としている場合。「小さい」はどれくらいのサイズのものか、人それぞれ違います。

先々問題になりそうなこと、かつて問題になったことは「数字で表す」が鉄則！

これは、叱咤激励の言葉にも同じことが言えます。

至らないスタッフに対して、つい口にしてしまう「頑張って」。

これもまた、人によってとらえ方が違う言葉の代表格です。

自分では頑張っているつもりなのに、「もっと頑張れ」とか、「頑張りが足りない」などと言われると辛くなります。何をどうすれば認められるのかがわからず、やみくもに「頑張れ」と言われる。そうした職場で長く働くことは難しいと思います。

大切なのは、精神論や根性論ではなく、具体的な目標を数値化すること。

「今月の目標点数は○○点」

「今月の目標メンテナンス患者は△△人」

このように、数値で目標を明確にすれば全員にとっての共通認識となります。

歯科衛生士のトリセツ

30 スタッフの「評価基準」を明確にする

テスト制で技術＆給料アップを可能に

何をすれば評価されるのか、給料が上がるのか？

それを明確にすることもまた、経営者の務めです。

当院では、わかりやすくテスト制度を導入しています。歩合がつく作業は、テストに合格した者しか行なえません。

対象になるのは、自費クリーニングと、口腔内写真撮影です。口腔内写真撮影は保険点数がありますが面倒臭がって誰もやりたがらず、作業も雑になりがちでした。そこで歩合を付けることに決め、テスト制にしたのです。

テストは強制ではなく、希望すれば受けられます。

自費クリーニングの試験の方法としては、まず歯科衛生士のリーダーの技術チェックを受けた後、私のテストを受けるという流れになっています。合格すれば歯科衛生士自らが患者さんにアナウンスし、施術すれば歩合が付きます。

初回のテストはかなり厳しく、1回で合格するということはありません。数回のチャレンジが必要なレベルに設定しています。

なぜなら、「保険外治療でお金をいただく」ということは、患者さんが信頼してくれるからこそ。信頼されるためには、金額以上の「価値」を感じてもらわなければなりません。さらに、自費クリーニングは1回やって終わり、ということではなく、リピートしてもらうことが重要です。

これらのテストは、合格後も、1年ごとに更新試験を受けてもらいます。こちらは、自己流になっていないか（誰が施術しても同じ技術を提供するため）をチェックするためのものなので、不合格になることはありません。

口腔内写真も自費クリーニングと同様、初回のテストは厳しいですが、更新テストはチェックのために行っています。

歯科衛生士のトリセツ

31

ボーナスよりも「日々の稼ぎ」を重視させる

医院の収入が増える＝給料も増える

当院には「ボーナス」がありません。

理由はシンプル。

払える確証がないからです。

例えば、夏のボーナスを基本給の2か月分とした場合、上半期6か月間でスタッフ全員の基本給の合計金額×2か月分の現金をプールしなければなりません。

実際に、スタッフのボーナスが払えなかったので銀行に借金をしたという歯科医院の話も耳にします。

ボーナスがない代わりに当院では、その月の患者数、あるいは点数が目標値を超えた場合に正社員には歩合がつくシステムになっています。

つまり、医院の収入が多い月は自分の給料も多くなり、医院の収入が少ない時は自分の給料も少なくなるシステムです。

歯科医院の経営者として最低限の給料は保証しますが、そこから先は自分頼み。

モチベーションを上げるためにも、「自分の力で稼ぐ」という意識を持ってもらうことはとても重要です。

とはいえ、一人でできることには限界があります。

自分一人が意識を高く持って頑張っても、それだけで歯科医院は回りません。

組織である以上、皆で助け合って効率よく仕事をすることで初めて売上がアップするのです。

「くだらない内輪もめをしているより、みんなで協力して稼いだほうがいい」

そこに、当院のスタッフも気が付いてくれるようになりました。

現在は、女子にありがちな、「○○さんは先生に贔屓されている」「私だけ仕事を押し付けられている」というようなもめごとはほとんどなくなりました。

歯科衛生士のトリセツ

32

収益への意識を高めさせる

スタッフとのお金の話を避けて通るな

当院では、スタッフと正面切ってお金の話をします。

医療に従事している者がお金の話をすることは下品であり、清貧であることが美徳とされる風潮がありますが、私はそうは思いません。

歯科医院を経営する上で、「お金」について考える必要があるのは経営者だけではなく、スタッフも同じです。

歯科医師とスタッフが一丸となって「収益を上げる」ために、お金の話は避けて通れないこと。

収益を上げるためには「入ってくるお金を増やす」か「出ていくお金を減らす」のどちらかです。

決まった収入を得るためには、

①一つの仕事にかかる時間を短くする

②高額商品を販売する

③診療時間を延ばす（増やす）

このいずれかです。

当院は子持ちのスタッフが多いため、③は無理です。そのため、①と②、特に①に力を入れ、仕事の効率を上げることにこだわっています。

・この仕事を終わらせるためには何分必要か？

・この仕事をあと〇分で終わらせるためにはどうするか？

・自分の時給はいくらなのか？

・この材料は一回あたりのコストはいくらなのか？

収益への意識を高めさせるためには、常にこういったことを考えるトレーニングが効果的です。

歯科衛生士のトリセツ

33

経営者の目線で考えさせる

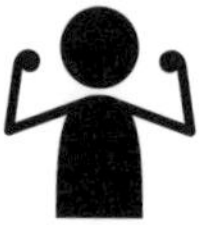

表を作って稼げる作業を「見える化」

雇う側である経営者と、雇われる側のスタッフ。

両者は、基本的にはどこまでも平行線のままです。

これは、そもそもの役割が違うので悪いことではないのですが、スタッフに「もし自分が経営者だったら」という目線で考える癖をつけるようにしてもらうと、給与に対しても理解が深まります。

歯科医院の収益の中で、人件費の割合は決まっていること。

歯科医院への貢献度、仕事の重要度で分配率は変わってくること。

それらを踏まえて、「もし自分が経営者だったら誰にいくら分配するか？」ということを意識してもらいます。

以前、自分の日々の仕事とお金の関係性を理解してもらうために、歯科衛生士に、エクセルで作業内容の表を作ってもらったことがありました。

9時から17時の勤務であれば8時間の表です。

自分がその日行った仕事を時間別に入力し、その中で保険点数になる仕事には色を付けてもらいました。

こうすると「お金を稼いでいる処置」と、「稼いでいない処置」が一目瞭然。

ほとんどの歯科衛生士が「意外とお金に結びつく処置は少ない」という事実に気が付き、ハッとします。

慌ただしく仕事に追われているにもかかわらず、お金を生んでいない時間が多くあるのです。

この表を作ったことにより、歯科衛生士たちは皆、常日頃から私が口を酸っぱくして言っている「他の人に任せられる仕事は任せて、歯科衛生士にしかできない仕事をやって！」という言葉が腑に落ちたようです。

歯科衛生士のトリセツ

34

「給与」は「自分の仕事の価値」と叩き込む

給与の不満にどう対処するか

歯科衛生士や歯科助手の退職理由にはいろいろなものがありますが、給与に対しての不満もその一つです。

彼女たちは、「自分の給与が安い」というのを、他医院に勤務している仲のいい同期の話や、求人サイトで見た基本給などと比較して判断しているようです。

給与に不満を言っている人に、「いくら欲しいのか、具体的な数字を提示してください」という質問をしても明確な答えは返ってきません。

ほとんどの場合「たくさん欲しいです」と答えます。

「たくさん」っていくらなのでしょう？　これは、給与というものを漠然としたイメージでしかとらえていないことの現れです。

しかし、保険診療は点数が明確に決まっています。

誰にでもわかる「数字」で表されているのです。

にもかかわらず、自分が担当している仕事が何点なのかを把握せずに働いている人が多いことに驚きます。

当然、そういう人は自分の日給、あるいは時給がいくらになるのかも全く理解していません。

こういうタイプのスタッフには、「歯科衛生士としてどのくらいのレベルに到達しているのか」を考えさせてみるのも一案です。

例えば、歯科医師からの指示を待つだけなのか、指示されたことだけできるのか、指示された以上のことができるのか、他人に的確な指示を出せるのか。

そうしたことを自問するクセをつけることで、給与に対する感覚も変わってきます。

そして、どのレベルになったらどのように評価され、給与に反映されるのか、歯科医院側とスタッフ側で共通の認識を持っておくことが必要です。

歯科衛生士のトリセツ

35 自分の仕事ぶりを客観的に見つめさせる

「あなたが患者だったら誰を指名する？」という問いかけ

私が通っている美容院では「アートディレクター」「トップスタイリスト」「スタイリスト」と美容師さんのランクを分けて、ランクごとに金額も違います。ランクが上に行くほど値段が高くなるのです。

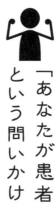

歯科衛生士にそのようなランクはありません。

当院は歯科衛生士を完全担当制にはしていないため、患者さんの中には、いつもと違う歯科衛生士が担当すると「今日は○○さんじゃなかった」「次は○○さんにお願いしたいわー」と会計の時に受け付けに言う方が時々いらっしゃいます。また、予約の時に「○○さんで」と言われることもあります。

そうした指名を受けるのは、ベテランの歯科衛生士であることがほとんど。

ですが、日本の保険制度では、有資格者の場合、新人でもベテランでも1点は1点。技術の差によって保険点数が変わることはありません。

ベテランの歯科衛生士が、スケーリング前にきちんとポケットの深さを頭に入れて、レストをしっかり置き、歯の形態に合わせて心地よいスケーリングをしても、新人の歯科衛生士がポケット測定の数字を見ることもなく、レストも置かず、喉のほうまでバキュームを突っ込んで患者さんをむせさせても、スケーリングの点数は同じ。

だからこそ、新人の歯科衛生士には真摯な態度で仕事に向き合ってもらいたいと思います。新人の歯科衛生士は、下手な施術を繰り返しながら、患者さんに一人前にしてもらっていることをしっかり認識してほしいもの。

そこで、自分の仕事ぶりを客観的に見つめさせるために、スタッフに問いかけてみるのです。

「あなたが患者さんで、歯科衛生士の指名が可能だったら、誰を指名しますか？」

「あなたのその態度（返事や表情）と技術で指名がもらえますか？」と。

歯科衛生士のトリセツ 36

レベルに合わない「接遇セミナー」は意味がない

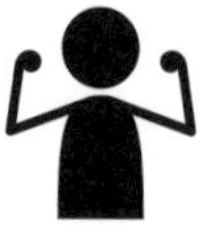

「基本のキ」はセミナーで教えてくれない

歯科医院を対象にした「接遇セミナー」というものがありますが、私が知る限り、そういったセミナーの講師は、ほとんどが大手航空会社でのキャビンアテンダントの経歴を持つ女性でした。

今は「CA」、昔は「スチュワーデス」と呼ばれた方たちです。現在の航空会社の状況からは考えにくいかもしれませんが、CAはかつて女性にとって憧れの職業でした。狭き門を潜り抜けた、才色兼備で「高嶺の花」と言われた方々です。

その上、セミナーで講師をするような方たちは、退職してから自分でマナースクールを起業されているわけですから、仕事に対しての意識もモチベーションも人一倍高い、まさにスーパーレディーです。

そのような方々と、社会経験ゼロ、歯科医院に勤務し始めたばかりの新卒のスタッフとは、まず「見えている世界」がまるで違うということはすぐ想像がつくと思います。マナー講師が求める接遇は、彼女たちにはハードルが高すぎるのです。

例えれば、アルファベットが読めないのにビジネス英会話を教えるようなもの。もちろん、卒後5年以上、またはチーフ級のスタッフ、あるいは自費患者を多く担当する立場にあるスタッフであれば、求められる接遇のレベルも新人の頃とは違ってきます。

重要なのは、スタッフがどのくらいの成長過程にあるのかを理解した上で、参加するセミナーを選ぶこと。

接遇がなっていないからといって、「プロから学んでこい！」とむやみにセミナーに参加させたところで、土台ができていなければ時間とお金の無駄になってしまいます。

接遇の土台づくりは、日々長時間近くで接し、スタッフを観察している上司が担うところが大きいのです。

歯科衛生士のトリセツ

37

女性の「ライフステージ」を理解する

既婚者にも独身者にも平等に寄り添う

男女平等社会とはいえ、どうしてもいまだに女性のほうが家事・育児の負担割合が大きいというのが実際のところ。

女性は、年を重ねるにつれて、男性が想像している以上に「家庭のためにやらねばならないこと」が増えてくるのです。加えて、女性特有の体の不調も出てきます。

だからこそ、スタッフに長く勤めてもらいたいと思うのであれば、女性のライフステージを理解し、勤務形態が変更になる可能性もあるということを頭に入れておくことは必須です。

女性のライフステージを構成する大きな要素は次の通りです。

①結婚

結婚相手の居住地によっては引っ越し、いずれ転勤ということもあり得ます。また、結婚相手によっては自分が働いて養わなければならない場合も考えられます。この場合、より給料のよい仕事を求めて退職することもあるでしょう。

②妊娠&出産

どちらも不確定要素ばかりです。望んだタイミングで妊娠できるとは限らず、場合によっては不妊治療のための通院が必要になる場合も考えられます。妊娠すれば、つわりなどの体調不良で欠勤する可能性も高くなります。

③育児

仕事と育児の両立は想像を超えるハードワーク。保育園に預ける前提で仕事のシフトを組んでも、子供の体調不良ですべて白紙になることも日常茶飯事です。

④親の介護

介護は、育児と違い「手がかからなくなってくる」ということが考えにくい、終わりの見えない戦いです。

⑤自分の健康

女性特有の病気（乳がん、子宮筋腫など）で手術が必要になることもあります。ある程度の年齢になると、更年期による体調不良も出てきます。

体調を言い訳にするのはあまり良いことではありませんが、辛いものは辛いのです（経験者は語る）。

このように、（結婚による引っ越しなどで退職する場合は仕方がありませんが）女性のさまざまなライフステージの変化と、山あり谷ありの人生にともに寄り添うくらいの覚悟を持たなければ、スタッフに長く勤務してもらうことは難しくなります。

特に、出産で仕事を辞めるケースが非常に多いことを考えると、妊娠中・育児中の働き方に関してはよく相談し、できる限り寄り添う必要があります。

当院のように育児中のスタッフが複数いると、入学式、卒業式、運動会など、子供の学校行事の日程がかぶることもしょっちゅうです。そのため、育児中のスタッフには事前に子供の行事予定表を提出してもらい、行事が多い月は早めにシフトを組んでいます。

また、忘れてはいけないのが、「シングルライフを満喫したい」という女性も存在するということ。彼女たちは、子持ちのスタッフが急な子供の体調不良などで休むことが増えるのに比べて勤務形態が安定しているため、ともすると負荷がかかりがちです。

そこで、不満が溜まらないよう、当院ではなるべくスタッフ全員が平等な環境で働けるように「コンサートに行く」などの育児以外の理由、趣味を楽しむための休みがとりやすいように努めています。

大切なのは、「仕事以外」の時間も充実できるような働き方を、スタッフとともに考えていくこと。

プライベートな時間があるからこそ仕事を頑張れるのです。

それを犠牲にさせていると、そのストレスのツケは必ず職場に回ってきます。

自分に余裕がなければ他人には優しくできず、また良い仕事もできないのです。

歯科衛生士のトリセツ

38

「職場復帰第一号」を作る

勤務形態が変わっても戦力になる

前項で解説したように、女性はさまざまな理由でそれまでと同じように働けなくなることがあります。そして、その時こそが、歯科医院の度量が試される時。

そこでスタッフが辞めてしまうか、勤務を継続するかはこちらの対応次第なのです。

スタッフに長く働いてもらう地盤作りに必要なのは、まず「モデルケース」を一人作ること。

例えば、それまでは「出産したら退職」が基本スタンスだった場合、まずは産後に職場復帰する「最初の一人」を作る。そこがスタートです。

出勤日数、勤務時間が減っても対応できるような勤務形態を整備する。

時短勤務にする、正社員からパートに切り替えるなど、柔軟に対応する。

例えばスタッフの産前の戦力が１で、産後は半分の０．５になるとするならば、シフト調整で帳尻を合わせればいいのです。

子育て中のスタッフが二人になれば、合わせて一人分。

また、「人手が欲しい」と言っても、常に忙しいというわけではなく、「この時間帯・この時期には絶対に人手がいる」というポイントがあると思います。そのポイントに来てもらえるように調整するだけでも、格段に仕事は回りやすくなります。

相手に合わせて柔軟に対応することで、時短勤務でもパートでも、十分に戦力になってもらえるのです。

最初は大変かもしれませんが、一度システムを構築すれば後続が出ても対応できます。なにより、また募集をかけて一から人材を育てることを思えば、こちらのほうが断然ストレスが少ないはず。

今後入ってくる新しいスタッフも、モデルケースが存在することで、「この職場なら環境が変化しても働き続けられる」という安心感を持って働くことができます。

コラム② 初めての名刺

25年以上も前の話になります。初めて勤務した歯科医院の院長が名刺を作ってくれました。自分の名前の横に「歯科医師」という肩書が記されていました。

一番上の名刺は25年以上経った今でも私の宝物です。数年に一度、その名刺を見る度に歯科医師になった時の純粋な気持ちを思い出します。

平成30年度の厚労省の発表によると歯科衛生士として働いている人数は約13万人。13万人のうち自分の名刺を持っている人の割合はどれくらいでしょうか。

「歯科衛生士」は国家資格ですが、社会一般にはまだまだ知名度が低く、「歯医者のお姉さん」「歯科の看護師さん」などと呼ばれることが多いのも事実です。

歯科衛生士を自分のアシスタントだと思っている歯科医師も未だに存在するようです。

驚くことに歯科衛生士の資格を持ちながら他業種で働いている、あるいは未就業の歯科衛生士の数は約15万人。

歯科業界は常に歯科衛生士不足で悩んでいるのに、就業人数よりも未就業人数のほうがはるかに多いのです。

このような現象が起こっている原因は何でしょうか。

歯科業界の将来に魅力を感じなくなっている人が増えているからかもしれません。

歯科衛生士だからこそ、患者さんの口腔内、ひいては全身の健康を守るためにできることが多くある事実を思えば、とてももったいない話です。

社会にもっと歯科の重要性と歯科衛生士という職業を認識してもらい、彼女たちに仕事に対する自信とプライドを持ち続けてもらうために院長から名刺をプレゼントしてはいかがでしょうか。

きっと初心を思い出してくれるはずです。

3章

トラブル回避のためにすること

誰にでもわかりやすく再現できるルールを作る

2章で解説したように、仕事に対するモチベーションを上げることはとても重要です。しかし、長い人生の中では、調子が良い波が来ている時もあればそうでない時もあります。モチベーションがなかなか持続しない、頑張れない時期は誰にでもあります。

言い訳にするつもりはありませんが、特に女性の場合、男性よりも体調によって気分が左右されることも多いのです。

また、一口に「頑張る」と言っても、人によって努力の熱量も違います。「モチベーション」「努力」「頑張り」「調子」「体調」。これらはすべて、各個人でかなり差があり、誰もが均一に持続できるものではありません。そして、こうした不安定な要素こそが、業務の妨げになり、ミスや人間関係のトラブルの原因となるのです。

トラブルを回避するためには、まず不安定なものを排除すること。

当院では、医院改革を進めるにあたって「行動科学マネジメント」という考え方を取り入れました。

抽象的な概念と数値化できないものを排除するという考え方で、大きな特徴としては次の3点があります。
①個人の感情によって左右されない
②再現性があり、誰がやっても同じ結果になる
③数値化するのでわかりやすい
個人の能力と精神力、時間に左右されにくくなるので、成果主義を嫌い、仲良しチームを作って群れを好む女性の職場にはピッタリのマネジメント手法だと思います。

「一生懸命」「根性」「やる気」などの言葉で飾られた、曖昧で具体性に欠けがちな精神論に頼る必要がなくなるのも良い点です。

当院ではこの考え方を利用して細かくチェックリストを作成し、かなりのトラブルを減らすことに成功しました。

現在、朝の準備のチェックリストから始まって多くの場面で活躍しています。

「その都度考えなくてもいいように、先に考えて仕事をする」ことが最も効果的なトラブル回避の方法なのです。

歯科衛生士のトリセツ

39

「注意」の前に「ルール」を作る

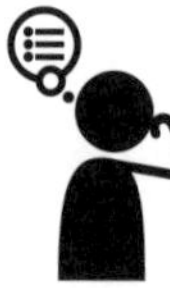

ルールがあればお互い楽になる

スタッフがミスをしたら注意する。これは上司として当然のことです。

しかし、注意の仕方には気をつけなければなりません。注意の仕方を間違うとなんの成果もないどころか、相手の機嫌は悪くなり、その後もミスを繰り返すなど、むしろ状況は悪くなってしまいます。

相手が注意された理由を理解している場合は問題ないのですが、「なんで私が注意されなきゃならないの？」と感じているのなら、注意しても火に油を注ぐだけ。注意された理由を納得していないのに、受け入れられるわけがありません。特に、彼女たちは理不尽なことに敏感です。

かといって、その都度「こういう理由で、こういう時にはこうしないと駄目でしょう」とくどくど説明していてはお互い疲弊する一方です。

例えば本来補充されているべき物の在庫が足りていない時。

「足りてないじゃない！」と叱っても、相手はそれが「ミス」だという認識をしていない場合があります。それは、彼女なりの補充しなかった理由がある時です。

他の人が注文すると思っていた、まだ注文しなくても間に合うと思っていた、など。

こういう場合に有効なのがルールを明示すること。

「残り〇個になったら注文する」「最後の一個を使った人が注文する」というように、誰にでもわかるルールを作っておく。

そのルールから外れていれば「明らかにあなたのミスである」ということがすぐに伝わり、ミスを認めやすくなります。

ガミガミと感情的に怒る前に、まずはルール＝就業規則や社内規定（このことについては111ページで書きます）をしっかり作り、周知することで、お互いに注意すること／されることのストレスがグッと減るのです。

歯科衛生士のトリセツ

40

「守らないルール」は作らない

「守れなくても、まぁいいか」を許さない

「治療が長引いて、次の患者さんが待っているのに、ユニットが空かない」。

誰もが経験したことがあり、日常的になっている歯科医院もあるかもしれません。

「早く終わらせて！」

「何をやっているの!?」

心の中の叫び声が大きくなるのと比例して、院内の雰囲気も悪くなるばかりです。

「予定時間内で診療を終わらせる」「予約時間通りに患者さんをユニットに通す」

……歯科医院にはこのようなルールが存在しているはずです。

しかし守れないのはなぜでしょう？

守れない人だけが悪いのでしょうか？

もしかすると、ルール自体に問題があり、「守れないルール」になっているということはありませんか？

「ちょっとくらいなら守れなくてもまぁいいか」という気持ちをスタッフ全員が持って行動してしまうと、向かっている方向がバラバラになります。

それはすでにルールではありません。

「守れないルール」は、「守らなくてもいいルール」となり、最終的にすべてのルールに対して同様の甘さが出てしまうのです。

当院でも、最近「予定時間が過ぎているのにユニットが空かない」ということが頻繁に起きていました。

時間をオーバーしたスタッフに注意をしても全く改善されません。

理由は、感染対策のための作業量が大幅に増えたためでした（同じスタッフのみが時間をオーバーする場合は、そのスタッフ自体に難ありなので、問題は別のところにあります）。

新型コロナウイルスの影響で、以前にも増して歯科医院では感染対策が求められるようになったことが関係していました。健康確認や体温計測に始まり、患者さんの入れ替えごとにユニットを拭き上げたり、治療前にうがいをしてもらったりと、やらなければならないことが増えたのです。

また、以前からある「歯科衛生士実地指導」や「歯科疾患管理料」の作成にも時間がかかります。

そこで、当院での解決策は下記の3つになりました。

・書類作業が増える月初めの予約は通常より5分プラスしておく
・「歯科衛生士実地指導」「歯科疾患管理料」には、前日のうちに患者さんの名前を記入しておく
・ユニット拭き上げのための用具の数を増やす

些細な見直しですが、これで予定時間が過ぎてもユニットが空かないということは少なくなりました。

「守らないルール」があるのなら、そのルール自体をなくしてしまうか、なぜ守れないのか、どこに無理があるのかを見直し「守るためのルール」に変えていきましょう。

歯科衛生士のトリセツ

41 「就業規則」を周知させる

トラブル解決の判断基準

「就業規則」は、平たく言うと雇用者と被雇用者の約束事です。

常時10人以上雇用している会社は作成と届出が義務付けられています。歯科医院の場合、常時10人以上雇用しているケースは少ないので、作っていないという歯科医院も多いかもしれません。

しかし、少人数であっても、必ず「就業規則」を作成して周知させること！

これはスタッフとのトラブルを回避するためには必須といってもいいでしょう。

採用、就業時刻、時間外労働、役職の任命、給料、ボーナスなど、業務にまつわる基本ルールはここで決まります。言い換えれば、スタッフと就業形態に関してトラブルが起きた場合、「就業規則」が判断の基準になるのです。

それに従った判断であれば、スタッフも納得できます。明確な判断基準がなく、単に歯科医師側の感情やその時々の気分で勤務態度をあれこれ言っても説得力がありません。

私の印象では、そもそも作っていない、開業当初にコピペで作ったきり見直してないなど、就業規則をおろそかにしているところはだいたい経営がうまくいっていません。当院も、経営状況が最悪だった頃は就業規則を見返すこともなく、放置状態でした。現在では、スタッフ全員に配り、修正点は見えるところに貼り、皆が認識できるようにしています。

就業規則の作り方は、ネットでテンプレートを探すことも可能ですが、スタッフ問題で頭を悩ませている院長の場合、初期費用はかかりますがプロ（社会保険労務士）に依頼するほうが良いと思います。

就業規則への記載の文言や、社員への周知方法など、情報量が膨大で、歯科医師には内容を理解するための時間がありません。

依頼時に、現在の医院の問題点（勤務条件、給与条件、休暇条件など）と、どのように改善したいかを社会保険労務士に伝えて、理想とする医院経営に合わせた就業規則を作ってもらいましょう。

例えば、賞与（ボーナス）の支払いが就業規則に明記されている場合は、業績に関係なく支払いの義務が生じます。

そうなると、今回のコロナ禍のような場合でも、医院はボーナスを支払わなければならないのです。

そうしたことを踏まえ、もろもろ考慮した上で相談しながら作るのがベストです。

正社員用とパート用では内容も変わってくるので、それぞれの就業規則も用意するほうが後々やりやすいと思います。

労働に関する法律は頻繁に改正されています。経営者なら労務に関する知識はアップデートされていると思いますが、案外知らないことも多いものです。余計なストレスを抱え込まないためにも、プロにお任せするのをおすすめします。

また、就業規則は途中で変えられるので、時々見直し、無理があるようなら社会保険労務士に相談して状況に応じて変更しましょう。

歯科衛生士のトリセツ

42

社内規定で細かいルールを決める

不満をなくすために皆で作るルール

就業規則でベースを作り、そこだけでは補いきれない細かいルールが「社内規定」。これは法的なものではなく、医院オリジナルのルールです。

細かいことばかりですが、「不公平感」を作らないためには必須。例えば、就業規則の「絶対的記載事項・始業および終業の時刻」によって始業時刻は決まっていますが、雪国の場合、診療開始前に雪かきをしなければなりません。

以前は早く来た人が雪かきをしていたため、同じ人ばかりに負担がかかってしまい「不公平だ」という声が上がったことがありました。

このような場合に必要になってくるのが「社内規定」です。

当院では話し合いの結果、雪が降った日の朝は「雪かきチーム」と「診療準備チーム」で仕事を分担するということが決まりました。新たな社内規定の誕生です。

通常は朝のミーティングをしてから診療準備に入りますが、雪が降った日は「雪かきチーム」と「診療準備チーム」がそれぞれ各自の仕事を時間までに終わらせ、それから朝のミーティングという順番に変更となりました。

また、休憩時間（昼休み）の電話対応についても、社内規定を作りました。

当院では、昼休みも留守電にはせず電話対応しているのですが、以前は受け付けスタッフのみが電話対応していたため、特定のスタッフが休めない、ということになり、現在は社内規定により当番制にしています。

こうした細かいルールがあることで、すべてのスタッフに公平に、不満が溜まらないようなシステムを作り上げていくことができます。

ひとつ社内規定ができれば、誰かの不満がひとつ減るということ。

社内規定は、経営者だけでなく、スタッフ全員で、皆のために、皆の力で作っていくものなのです。

歯科衛生士のトリセツ

43

伝達事項はチェックリストで徹底させる

「知らなかった」「聞いていない」というトラブルを回避

当院では、何か新しいことを始める時には必ずルール＝社内規定を作ります。まずはルール通りに進めますが、不都合が起きた場合やもっといい方法が見つかった場合は、すぐにルールを変更します。

この「気づいたらすぐに変更する」というのが大切です。これを放置しておくと、そのうち「守らなくてもいいルール」になってしまうからです。

そして、ルールが変更になったことは必ず全員で共有します。

当院では、伝達事項に対して「目を通しておいてください」というスタッフの自主性に任せた曖昧なやり方をしません。

パートのスタッフは勤務時間や曜日がバラバラであるため、スタッフ全員が揃う時間は限られています。スタッフの自主性に任せた方法では、誰が目を通して、誰がまだ見ていないのかを把握できません。

そこで、伝達事項の用紙には必ずチェックリストを付け、「これに目を通したら、チェックを入れる」というルールにしています。

チェックがなければ、まだ見ていないということ。見ていない人がすぐにわかるので、見ておくように促すことも簡単です。

さらに、「必ず理解してからチェックする」というのもルールになっています。理解しないいまただチェックを入れても意味がありません。

もし、「記載されている内容が理解できない」「不明な点がある」といった場合は、担当者に自分で確認してからチェックします。こうすることで、「チェックした＝理解した」となります。

これを徹底することで、後になって「知らなかった」「聞いていない」というトラブルはなくなります。

歯科衛生士のトリセツ

44

誰ともめているかで対処法を変える

辞める理由の大半は「人間関係」

スタッフが辞める理由は、これまでに述べたような待遇への不満、結婚・出産などいろいろな理由がありますが、圧倒的に多いのは「人間関係」のようです。

院長との関係でもめることも多くありますが、そちらに関してはのちほど別の項目で述べたいと思います（204ページ「無意識のセクハラ／パワハラを自覚せよ」をご覧ください）。

ここでは、歯科衛生士が院長以外の勤務医やスタッフ同士での「辞める理由」となる人間関係を重点的に考えていきます。

①対勤務医の場合

勤務医が複数いる歯科医院の場合、そのキャリアや勤務年数によって序列がつく場合があります。

そこで大切なのは勤務医間で、スタッフに対する公平なルールを周知徹底させておくことです。

スタッフがミスをした際「序列が上のA先生には怒られるが、序列が下のB先生には怒られない」というような不公平感にスタッフは敏感です。

また、「A先生に気に入られているスタッフは注意されないが、嫌われているスタッフはネチネチとしつこく注意される」というようなパターンは最悪です。

勤務医はすべてのスタッフに公平な態度で接すること。

言うまでもない当然のことですが、できていない場合も多いようです。

同じ歯科医師ですが、勤務している場合と経営者になった場合では同じ空間にいても見えている景色が全く違います。

勤務医も他のスタッフ同様に、伝えるべきことは院長からしっかりと伝え、勤務態度を正してもらいましょう。

②対先輩歯科衛生士の場合

先輩歯科衛生士ともめる原因には、仕事の実技が大きく関係してきます。

特に仕事ができる先輩歯科衛生士ほど、「何度教えても覚えない」「同じミスを何度も繰り返す」など、新人ができないことが目に付き、苛立ちを覚えるようです。

その結果、「私が新人の頃は誰よりも早く来て最後に帰った」とか「昼休みも実技の練習をした」などと、後輩に仕事を教えているはずがなぜか自分の努力をひけらかす根性論となり、挙句の果てに「私の話を聞かない」と人格否定にまで発展してしまいます。

そうなると、その先輩スタッフは新人にとって恐怖の対象。仕事以前に、彼女の顔色を窺うことが最重要事項になります。最悪の場合、雇用主である院長よりも絶対的な存在になるという本末転倒な事態に。

歯科医師の口癖でもある「スタッフが言うことをきかない」原因は、実はこんなところにもあるのです。

これを避けるためには、先輩スタッフの我流の指導に頼らず、医院全体でルールを作って周知を徹底し、「感情に頼らない指導」にシフトすることです。

③対先輩歯科助手の場合

歯科衛生士と歯科助手は国家資格を所有しているかいないか、という大きな違いがあります。仕事内容と責任が全く違うため、当然、給与にもその差が反映されます。

こうした違いが、ふとした拍子にトラブルの火種になるようです。特に、先輩歯科助手となるとこじれがち。

「キャリアの長い先輩歯科助手より、国家資格を持っている私のほうが偉い」といった歯科衛生士の勘違いや、歯科助手が勝手にそう思い込んで被害者意識を暴走させることもあります。これを解消するためには、次の二つを徹底すること。

・仕事に「違い」はあるが「優劣」はないことを理解させる
・それぞれの役割分担をはっきりさせる

人材不足のため、歯科助手に歯科衛生士と同様の仕事をさせている旧態依然とした歯科医院がいまだに存在するのも事実のようです。

しかし、歯科衛生士がやるべきこと、歯科助手がやるべきことを明確にすることで、人間関係のトラブルも減るうえに歯科医師の仕事もやりやすくなり、良いことづくしです。

歯科衛生士のトリセツ

45

仕事の能力よりも「性格の良さ」を重視する

「性格」を改善するのは至難の業

歯科医師の間でよく議題に上がるのが、「仕事はできるが性格の悪いスタッフ」と「仕事はできないが性格の良いスタッフ」、どちらを選ぶべきか？　というものです。

医院の経営が上手くいっていない時、私は前者を選んでいました。単純に「即戦力」になるからです。飲み込みが早く、要領が良いスタッフがいると助かるのは自明の理。

しかし、経験を積んだ今、選ぶなら「仕事はできないが性格の良いスタッフ」です。

なぜなら、性格が良くなければいくら仕事を多くこなせたとしても、長く働くうちに必ず院内に悪影響を及ぼすからです。

自分だけのルールを作ってそれを後輩に押し付ける、高圧的な態度で周りを萎縮させる、他人の足を引っ張る、歯科医師の前ではいい顔をするが見ていないところでは真逆の態度、手抜きをすることばかりを考える……なんていうのも珍しくありません。

なにより、性格が悪い人は他人の意見を聞き入れないのです。技術や仕事の方法論を教えることはできても、性格や性根を変えることはほぼ不可能！

最も厄介なのは仕事もそこそこできる、性格もそんなには悪くない（決して良いわけではない）というパターンです。

新人の頃は重宝されますが、特に頑張らなくてもなんとなくやってこられたため、ベテランの域に達しても、努力すること、人の話を聞くことが身についておらず、伸びません。キャリアは長いのに「なんとなく残念な歯科衛生士」へまっしぐらです。

それがわかった今、私が何よりもまずスタッフに求めるものは「素直さ」＝「聞く耳」を持っていること。

当院にも、かつて仕事が遅いため、他の歯科医院を辞めさせられたスタッフがいますが、彼女はとても素直に私の指摘を受け入れてくれました。結果、仕事のやり方も改善され、伸び率ナンバーワンのスタッフへと成長しました。

歯科衛生士のトリセツ

46

理解してもらえるまで対話を続ける

「定期ミーティング」がすべてを変える

歯科大学、歯学部の定員割れが続き、歯科医師は人気のない職業の上位にランクされるようになってかなりの年数が経ちました。ワーキングプアの歯科医師というものが雑誌に掲載されることも珍しくありません。

一部の歯科医院を除き、多くは超零細弱小企業です。稼ぎ頭は院長一人、スタッフがすぐ辞めてしまうためギリギリの人数で仕事を回すしかない……。

この構造を変えない限り、明るい未来はない。そう考え、当院では、私も含めて全員の頭の中の構造と考え方を変えるために院内ミーティングを頻繁に開催しました。

経営状態もスタッフとの関係も最悪だった頃です。

毎週1回、2時間。午後の診療時間を削ってミーティングを行いました。

「医院収入が少なくて悩んでいるのに、さらに診療時間を削るなんて馬鹿みたい」という意見もあるかもしれませんが、当院がどん底から復活するのに最も効果があったことは、この定期ミーティングなのです。院長の最大の英断でした。

ミーティングではあらゆることを議題にあげました。

「仕事とは？」「働くとは？」「人生とは？」といった哲学的な内容から、問診表の記入の仕方、配布資料の内容、職種ごとの細かな打ち合わせ、伝達事項を確認するための方法、そもそもこのミーティングのやり方で良いのか、など、その時点で問題だと思ったことを思いつくまま議題にしていました。

言われた仕事をやるだけでは生き残れないこと。

仕事は与えられるものではないこと。

積極的に仕事を探し、見つけられなければ自ら仕事を作り出す意識を持つこと。

より効率的に、より簡単に仕事を変える発想を持つこと。

必要な人材になること。

自分自身でお金を稼ぐ力を身につけること。

当事者意識を持つこと。

最初はなぜそれらが議題になるのか、なぜわざわざこのようなミーティングを行うのか、ほとんどのスタッフが理解していない状態でした。

こちらはそれを根気よく説明しますが、一向に伝わらずお互いに疲弊するばかり。険悪なムードのまま過ぎていく2時間は泣きたいくらい憂鬱でした。

この形式のミーティングを続けていたのは実質3年程度です。

その間、スタッフとの関係性は三歩進んで二歩下がる……改善するどころか、むしろ悪化してしまうこともよくありました。その中で、辞めていったスタッフももちろんいます。

それでも、間違ったことはしていないという思いがあったので、「絶対に理解してくれる人もいるはずだ」というささやかな希望を胸にミーティングを続けていました。

最悪、スタッフが誰もいなくなったら院長と私の二人で診療する、と覚悟を決めました。もう後がなかったのです。

根気よくミーティングを繰り返すうちに、どうにかこちらの言うことを少しずつ理解してもらえるようになり、皆が同じ方向を向いていると感じられるようになってきたのです。

その結果、現在では朝と昼のミーティングで患者さんの申し送りをするだけです。スタッフ全員の基本的な考え方が一致し、こちらの言葉の真意を理解してくれているので、わざわざミーティングをしなくても、すみやかに問題を解決することができます。

何かトラブルが起きても、ベースとなるルールが徹底されているので、日々の作業を改善するだけで対処できます。

あの定期ミーティングは本当に気の重い憂鬱な時間でしたが、スタッフと距離を近づけ、わかり合うためには欠かせないものでした。

こちらの考えを理解してもらうためには、とにかく繰り返し話すこと。

愚直に、わかってもらうまで話す。それしかありません。

スタッフが成長するのを待っている時間はとても長くて辛いものでした。

ですが、そこを乗り越えた今は、明らかにトラブルが起きにくく、経営状態も人間関係も見違えるほど良くなっていると自信を持って言えます。

歯科衛生士のトリセツ

47 ミーティングのルールを決める

攻撃せず、見失わず、覚悟を決める

ミーティングに関しては、続けていくうちに次第に次のようなルールができてきました。これらのルールのおかげで、最終的に有意義なミーティングとなったと思います。

ルール①個人攻撃はしない

同じミスを繰り返さないために、ミスした人にはミスを認めてもらい、反省を促します。ただし、個人攻撃はしない。「あなたが悪い」という話をしたいのではないからです。これは、「今後、同じようなミスをなくすためにどうするか?」を考えることに集中するために有効なルールでした。

ルール②ミーティングの意義を見失わない

「なぜこのミーティングをしているのか」という大前提を見失うと、時間の無駄になってしまいます。「歯科医院の状態が良くなることは自分（スタッフ）のためでもある」ということ、そのためには「歯科医師とスタッフが一丸となって問題解決をする」という意識を持たねばならないことを繰り返し話しました。

ルール③覚悟を決めて腹をくくる

これは、経営者サイドのルールです。問題点を改善するためには、ごまかさず、率直に話す必要があります。スタッフと正面から向き合うわけですから、関係性が悪くなる可能性も高くなります。それでもやる意義があると考えている以上、「もしこのミーティングを理解してもらえずスタッフが辞めたとしてもしょうがない」。それくらいの覚悟をする必要がありました。

歯科衛生士のトリセツ

48

「ものの見方」を変える訓練をする

思考停止せず可能性を広げる

私の身長は170㎝。スタッフの身長はだいたい150～165㎝くらいなので最大20㎝近くの身長差があります。

一時期、棚にホコリが溜まっていることがありました。

スタッフに「ホコリが溜まっているのに、なぜ掃除をしないの？」と怒り気味に聞いたところ「優子先生は背が高いので見えるのですが、私たちには見えません」という答えが返ってきました。

なるほど。私に見えている世界と彼女たちに見えている世界が違ったのです。

上の棚の掃除をさぼっていたのではなく、見えていなかっただけ。

それ以降反省し、決めつける前に一度見方を変えることを心がけ、スタッフにもいろいろな方向から物事を考えるよう伝えています。

それ以来、ミーティングでも見方を変えた意見が出るようになりました。

決まったやり方に固執しないこと、柔軟に考えることは突然やろうと思ってもなかなかできません。

常日頃からの訓練でクセ付けることが重要なのです。

そのためにすることが次の二つです。

①相手の立場で想像する

自分には簡単にできることでも、相手にとってはハードルが高いということはままあります。特に、歯科医院には老若男女いろいろな方がいらっしゃいます。相手の立場になって考え、想像力を働かせた対応を取ることこそがプロに求められるもの。

以前、認知症の患者さんに、処置の内容や次回の予約内容など口頭で伝えても忘れてしまうので、メモに書いて渡し、それをご家族に見せるようお伝えしていました。

しかし、予約当日に来院しないことが続き、家に電話を入れて結局息子さんに連れてきてもらった日のこと。

息子さんに「毎回メモをお母様にお渡ししている」と言うと、「メモなど一回も見たことがない」とのお返事。

その認知症の患者さんは家に着く頃にはメモの存在自体を忘れていたのです。少し考えればその可能性にたどり着きそうなものですが、その時はメモを渡しているのだから大丈夫、と思い込んでいました。

それからは、渡したメモを家族に見せたかを確認し、早めに家の人とコンタクトを取り、今後の治療計画について相談するようにしています。

また、あるスタッフが歯磨き指導の際、患者さんに指導内容を書いた大量のメモを渡しました。しかし、患者さんはその大量のメモを見てウンザリして「歯を磨くために生まれてきたわけじゃない」と一言。歯磨きを面倒なものと感じてしまったのです。

スタッフは仕事に一生懸命だっただけなのですが、逆効果。

情報は多過ぎても受け入れられないと学習し、その後は患者さんに何かを伝える際は要点をまとめて簡潔に伝えるように改めたところ、わかりやすく、実践する気になると好評です。

②他の可能性を考えてみる

何かトラブルが起きた時、つい思考停止して前例にならった対処をしてしまいがちです。本当にその方法しかないのか考えた結果、より良い改善策が見つかる場合もよくあります。

当院では、以前、コピー機のトラブルが起きると、その度にメーカーに出張修理を依頼していました。しかし出張修理は高額なため、依頼を繰り返していると本体の金額を超える勢いでコストがかかります。

そこで、スタッフに「他の方法を考えてみて」と伝えたところ、ネットでいろいろと調べ、その都度修理費用がかからない「リース」に行き着いたのです。これにより、大幅に費用を抑えることが可能となりました。

また、当院では、長く通ってくださっている患者さんにバースデーカードをお送りしています。以前は、このカードをわざわざお金をかけて外部の業者に発注していましたが、スタッフの発案で、今では無料ダウンロードのポストカードを使っています。

彼女たちはネット検索に慣れているので、情報収集はお手のもの。素早く、正確、そしてセンスも良い。こうした彼女たちの特性が存分に活かされています。

歯科衛生士のトリセツ

49 チェックリストで効率を上げる①

ミスなく、ブレなく、誰でもできる！

スタッフの性格や気分に左右されず、ミスを減らして効率よく作業をさせるために非常に有効なのが「チェックリスト」です。

当院ではシチュエーションに応じて何種類も作っています。いずれも作業としては細かいことですが、この細かいことがスムーズに行われずに、結果的に効率が悪くなっていました。

各医院によってチェックするべき内容はさまざまかと思います。ここでは当院で使っているチェックリストをご紹介します。

■朝のチェックリスト&帰りのチェックリスト

診療前と診療後に毎日やらなければならないことのリストです。

朝は日めくりカレンダーやアロマ、加湿器、BGMなど。帰りは各種機械やユニット、エアコンなどの電源チェックをメインに、シンクの水抜き、掃除等々。

どちらもやらなければならないことをすべてリストアップし、欄にチェックを入れるようにしています。帰りのリストには土曜日用のものもあります。こちらは休みの前日用なので、帰る前に機械の水通しやオイル通しなどの項目が増えます。

こうしたリストを作る前は、休日を挟んでエアコンが三日間つけっぱなしということがありました。「誰かが消してくれる」と全員が思っていたのです。

また、冬の時期に窓を開けたまま全員が帰ってしまい、翌日窓枠に雪が積もっていたこともあります。よくよく話を聞いてみると、換気のために窓を開けてくれたようなのですが、その後誰も閉めないままだったことで、まるでその窓を開けたスタッフが悪いようになってしまいました。

良かれと思ってやったことで怒られる。これでは当然のことながら、モチベーションが下がりに下がり、辞める要因になります。

気が効いて仕事ができるスタッフほど細やかに行動してくれますが、それが怒られることに繋がると、「それなら何もしないほうが良い」となってしまうのです。

スタッフを正当に評価するためにも、こうしたリストやルールは必要なのです。

当院ではスタッが当番制でこのチェックリストを統括します。「項目のすべてにチェックが入っている(=すべての作業が終了している)か」をチェックする当番です。

そう、彼女たちは「人を統括する」「人の仕事ぶりをチェックする」ということが非常に苦手。業務として行っているだけのことでも「偉そう」と感じてしまうようです。

ですが、チェック係を当番制にすることで、こうしたネガティブな印象を持たせずに、「単なる業務」と認識させることに成功しました。

■本日の治療でやることリスト

これは、診療の際、歯科医師が来る前に、スタッフが患者さんからヒアリングして作業できることをリストにしたもので、「パノラマ」「義歯調整」「EPP」「TEK」などの項目があります。

スタッフは患者さんからの聞き取りをもとに、必要な作業に○印を付け、その作業が終わったら二重線で消すようにしています。このリストのおかげで引き継ぎがとても楽になりました！　また、歯科衛生士にしかできないことを優先し、歯科助手でもできることはそちらに振るというのを徹底させる意味でも、このリストは有用です。

■パノラマ撮影日確認表

前回、口腔内のレントゲンを撮影したのがいつなのか、毎回カルテをさかのぼるのは時間の無駄です。「この間撮ったばかり」と患者さんがおっしゃっていても、かなり前のこともよくあります。「前回撮影日は○年△月です」と即答できると診療がスムーズに進みます。

■内服薬確認表

当院の患者さんには高齢者が多いので内服薬の確認は必須ですが、ご本人が何の薬を飲んでいるのかがわからない、ということもしばしばあります。

スタッフが毎回同じことを聞くのを避けるため、そしてスタッフ、歯科医師間で情報を共有するためにこのリストを作っています。

歯科衛生士のトリセツ

50

チェックリストで効率を上げる②

診療以外でも大活躍

受け付けと歯科衛生士とのやりとりや、材料の注文など、日々の細かな業務にもチェックリストが活躍してくれています。

■物品販売表

患者さんが会計時、受け付けで「さっきのアレが欲しい」と、診療中に使用した歯ブラシなどを購入されることがあります。以前はその度に受け付けスタッフが仕事を中断し、その患者さんを担当した歯科衛生士を探して「どれのこと？」と確認していました。このようなことを避けるために作ったリストで、歯ブラシや歯間ブラシ、デンタルペーストやフロスなどの商品名とサイズが並んでいます。

診療中に、患者さんが確実に購入の意思を示した物品には希望の個数を記入し、購入するかどうか曖昧な場合は「?」を付け、歯科衛生士がカルテと一緒に受け付けに渡します。そこで、数が記入されていれば販売、「?」が付いている場合は「購入されますか?」と受け付けスタッフが患者さんに尋ねるというのが一連の流れです。

以前、患者さんから「買うつもりだったのに出してくれなかった」というクレームがありましたが、リストを作ってからそういったことはなくなりました。

■材料注文表

材料注文票を作るまでは、「材料を重複して注文する」または「誰も注文していない」というトラブルが多発していました。

「残り○個になったら注文する」ということは決めていましたが、「誰が注文するのか」「注文したのか、していないのか」というのがわからない状態だったのです。

また、材料は小さいものも多いため、どこに置いたかわからなくなってしまい、届いたものを受け取った、受け取らないという混乱もよくありました。これは、下手をすると業者さんともトラブルになってしまいます。そこで、物品名、個数、注文した人、注文した日付、納品日、受け取った人などの項目を入れたリストを作りました。診療中はバタバタするため、休憩時間に書き込んでいます。

■院内連絡事項チェック

これは、院内の連絡事項、例えば勉強会のお知らせや社内規定の変更など、全員に確認してもらう書類に添付しています。といっても、各スタッフの名前の下にチェック欄があるだけのシンプルなもの。

内容を確認し、自分の欄にハンコを押すだけですが、これができるまでは混乱することがありました。例えば勉強会参加の出欠を取る際、名前の欄が空欄になっていると、「見ていない」からなのか「欠席」なのか判断がつきません。

そこで、今では「出」「欠」のいずれかに「自分の名前のハンコ」を必ず押す形にしました。こうすることで、漏れなく確実に情報が届くようになり、何かミスがあれば「知らなかった」とは言えなくなります。

歯科衛生士のトリセツ

51 「なぜそうなったのか」を常に考えさせる

「なぜなぜ星人」でトラブル解決

かつて、定期ミーティングをしていた時、スタッフに「ミーティングの議題をあげて」と言っても何も出てこないことがありました。

何が問題なのかがわかっていないからです。

問題点をこちらが指摘しても、どうしてそれが問題なのかもわからない。

なぜ、院長に注意されたのか。

なぜ、患者さんに伝わらないのか。

なぜ、患者さんが怒ったのか。

なぜ、収入が少ないのか。
なぜ、患者さんが来ないのか。
なぜ、スタッフが働かないのか。
トラブルを解決し現状を変えるためには、スタッフだけでなく歯科医師も含め、院内全員が「なぜなぜ星人」になり、行動を起こす必要があります。

スタッフがミスをしたら、「なぜそうしたのか」を歯科医師から何度も問いかけましょう。何か意味があって行動しているはずです。行動した理由はあるけれど、望ましい結果を得られていないのです。

だからこそ、原因を突き詰めて、それがミスであること、なぜミスなのかを理解させることが大切なのです。

さらに、「なぜ?」という問いかけは相手の意見を引き出すきっかけにもなります。

それを聞いてこちらが「へー」と考えを改めることもあります。ワンクッション置くことで、頭ごなしの説教になりません。

ミスの原因と最終目標を明確にすることで、絶対に必要なこととそうでないこと、優先順位もわかります。

例えば、院内で小さなモノがなくなった場合。

単に探して見つけておしまいでは、また同じことを繰り返す可能性が高いです。

「なぜなくなったのか？」を考えてみて、その答えが「大きいものと小さいものを一緒に収納していたから」であれば、「小さい入れ物があればなくならない」という解決策を導き出せます。

さらにスタッフが、モノがなくなったことを疑問にさえ思っていない場合。

「なぜなくなるといけないのか？」ということを問えば、「新たに買わなければいけない」＝「無駄なお金を使う」＝「医院の利益が減る」＝「ひいては自分の給料にも影響するかもしれない」というふうに理解が深まります。

歯科医師側も、日々の「なぜ？」をスルーせず考えてみる必要があるでしょう。

以前、「会計の金額が高い」と言われたことがありました。それがなぜなのかを考えてみたところ、患者さんが「治療」と「予防」の違いを理解しておらず、予防のための治療費を「高い」と感じたためでした（患者さんには了承を得てから治療を開始しています）。その結果、「予防も含めてきちんと治療してほしい患者さん」をターゲットにするという方針が決まりました。

歯科衛生士のトリセツ

52

「空き時間にやること」もリストで認識

「普段から考えておく」ことで効率アップ

勤務中、ふいにできてしまった空き時間。

この使い方にはかなり個人差があります。

普段できない仕事に取りかかり、時間を有効に使っているスタッフと、いったい何をしたいのか、ブラブラと時間を持て余しているスタッフの二通り。

前者は時間が空いたら「あれをやろう」と普段から考え、決めている人。

後者は「何をしようかな」と時間ができてからようやく考え始める人。

後者のタイプがいると、スタッフ間でも「あの人はいつもさぼっている」という陰口の対象になり、人間関係まで悪くなりがちです。

以前の私はスタッフのマネジメントを個人の能力とやる気に頼っていたので、後者のスタッフに激怒していました。問題の本質は「時間が空いた時にブラブラしているスタッフがいること」なのですが、当時の私は「そのスタッフに考える能力・やる気がないこと」にすり替えてしまっていたのです。

こうした非生産的な考え方では、怒ることばかりが増え、ストレスが溜まり、しかも何も改善できません。

歯科医師がやるべきは、「どうしてブラブラしているの!?」と怒ることではなく、「時間を有効活用させるためにはどうするか」を考えることです。

対策は、普段から「空き時間ができたらやることリスト」を用意しておけばいいだけのこと。

現在、当院では、バックヤードにメモを貼って「緊急ではないがやるべきこと」を書き、全員がそれを把握しておくようにしています。

空き時間にはそのメモさえ見れば、考える能力ややる気の有無にかかわらず、誰でもすぐに行動に移すことができるのです。

歯科衛生士のトリセツ

53

「私は関係ない」を許さない

「チームの一員」という当事者意識を持つ

「当事者意識を持つ」――これは当院の絶対的なルールです。

「因果応報」という仏教の考え方がありますが、歯科医院での仕事にもこれは当てはまります。院内で起こっている問題は、たとえ自分の部署とは関係なくとも、巡り巡って自分にも関係してくるものだからです。

スタッフ同士はお友達ではありませんが、歯科医院の業務はチーム戦です。チームの一員である以上、チームで起こっていることは全員に関係があること。

今、どんなことが院内で起こっているのか、何が問題なのか、常にアンテナを張っておくことの重要性をすべてのスタッフにわかってもらう必要があります。

以前、ミーティング中に居眠りをしているスタッフがいました。

患者さんからのクレームの件を議題にあげていたのですが、「私の担当じゃないから関係ない」と思っていたのです。

これは大変危険な考え方。

例えば、スタッフが処置した内容で、次回の診療時に患者さんからクレームがつく場合があります。しかし、担当するスタッフは前回と同じとは限りません。その際「私がやったことじゃないから関係ない」で終わらせてしまうと、肝心のクレームの元となったスタッフは何も知らないままということになり、当然改善もされません。

同様に、患者さんからのお褒めの言葉や良い評価も知らないままということもあります。何にクレームが付いたのか、何を評価されたのかは、今後のために絶対に共有すべきこと。そのためにも、やはりミーティングは大事です。

「もしかすると自分にも起きるかもしれない」という危機感を皆に持たせること。ただし、院内の状況を把握することは必要ですが、他部署のことにあれこれ口出しするのは、自分の仕事を確実にこなしてからということも同時に徹底させましょう。

歯科衛生士のトリセツ

54

スタッフだけで話せる場を作る

経営者抜きだからこそスムーズに回ることもある

どんなに歯科医師だけが頑張っても、スタッフ同士がまとまらなければ院内は回りません。そこで、当院では、「スタッフだけ」で話し合える時間を作りました。

飲み会では、一次会終了と同時に院長と私は帰宅。その際、二次会費用をスタッフに渡し、経営者がいない場でいわゆる「飲みにケーション」をしてもらいます。

診療時間内は忙しいため、スタッフだけで落ち着いて話をする時間がありません。そうすると、どうしても「仲がいい人」や「話しやすい人」とだけ話すようになってしまうので、誰とでも話せる雰囲気作りのために必要なことでした。

また、以前行っていたミーティングの後半では、課題や新たに決めてほしいことを議題にし、スタッフだけで話し合う時間を設けていました。

そしてミーティング終了後、結果を報告してもらうのです。時間内に決まらない場合は、いつまでに決めて報告してもらうかを明確にしました。

このシステムにしたことで、スタッフ内では「いい意味でのあきらめムード」が漂ったように思います。

どうあがいても、決めなければならないことを放置できないので「どうせ決めるのならさっさと決めたほうがいい」となったのです。

自分も何かのプロジェクトリーダーになる可能性があるので、他人に協力しなければその時に自分も協力してもらえない恐れもあります。

「お互い様」なので、職種に関係ない事柄でなんらかの人選が必要な場合は「あみだくじ」で決めているそうです。当たったら、残念（笑）！

こうしたことを、歯科医師や力を持ったスタッフが独断で決めてしまうと、パワハラのようになりかねませんが、運に任せるのなら皆に平等で不満が出ないので、「あり」だと思います。

歯科衛生士のトリセツ

55

「お友達ごっこ」をさせない

最優先事項は何かを考えさせる

スタッフ同士がまとまらないと歯科医院は回らない——先程の項目でそう書きましたが、同時に、「スタッフ同士がお友達になると歯科医院は回らない」。

女性は、男性に比べて群れを好み、その中での和を大切にする傾向にあります。大切にする程度なら問題ないのですが、それが「最優先」になってしまうのが困りもの。歯科医院というプロ集団のチーム作りのはずが、他のスタッフに気に入られることばかりを優先してしまうのです。

患者さんのことよりも、院長の指示よりも、誰よりも何よりも、まずは他のスタッフの顔色を窺うことが最優先――そんな本末転倒のスタッフを何人も見てきました。距離の近いスタッフ同士で、「お友達」になってしまうのです。

そんな場合は、まず「何のために」この歯科医院に長い時間いるのかを考えてもらいます。

「あなたは9時から18時まで、お友達を作るためにここに来ているの？」と。

職場の雰囲気はもちろん大事ですが、そこだけにフォーカスするのはおかしいことをわかってもらいましょう。そして、「自分の技術をお金にするためにここにいること」を気づかせましょう。

自分のスキルで何ができるのか、そのスキルで患者さんを喜ばせることができるのか？　そうしたことを考えさせるのがまず第一歩です。「お友達がいればタダ働きでもいいの？」。この問いにイエスと答えるスタッフはいないでしょう。

「お友達ごっこ」に一生懸命で、患者さんに選ばれなければお金にはならないということを徹底して教えること。

自分のやるべきことが明確になれば、他のスタッフに気に入られることに執心しなくなっていくのです。

歯科衛生士のトリセツ

56

職種部門のリーダーを決める

スタッフ内のことはスタッフ内で

スタッフの業務に関する事柄で何かを決めてほしい場合、下手に歯科医師が首を突っ込んであれこれ指示をするよりも、リーダー制にしてスタッフ内だけで完結してもらったほうがスムーズにことが進みます。

当院では、スタッフ全員を職種によるチーム分けをし、さらにそこから一名、職種部門のリーダーを決めています。

「歯科衛生士チームのリーダー」「歯科助手チームのリーダー」「受け付け部門のリーダー」という具合です。さらに、各部門のリーダーから、総括リーダーを決めます。リーダーをまとめるためのリーダーです。

何かを決めてほしい場合は、関係する各チームのリーダーにお願いします。

例えば歯科衛生士業務に関する内容であれば、まず歯科衛生士部門のリーダーに投げかける↓リーダー主導のもと、すべての歯科衛生士で話し合う↓決定事項をリーダーから歯科医師に報告する、という流れです。

部門をまたいだスタッフ間での意見の相違やもめごとなどは、総括リーダーに丸投げしてみんなで話し合ってもらいます。

リーダー、総括リーダーはこちらで決めますが、引き受けてもらえるかは必ず確認しています。こちらの都合で一方的に任命するのはルール違反。反発を招く上、「やりたくない」という意思があった場合、良い働きもできません。

また、責任が生じることなので、リーダーと総括リーダーには「リーダー手当」を付けています。もし役職の荷が重い場合は申し出るように伝えていますが、今まで役職を降りたいと言われたことはありません。

リーダーを作るというシンプルなルールですが、組織作りには大変重要なこと。これが歯科医師・スタッフ双方のストレス軽減に多大な役割を果たしていると感じます。

歯科衛生士のトリセツ

57

新人教育は一人に任せる

教育係が複数いると混乱をきたす

新人が入社してきた時、誰が、どのように育てるか。当院では、これもまた責任者を一人決め、「新人教育担当係」を任命する方式をとっています。

すべての指導はその新人教育担当係が行い、他のスタッフは関与しない。

担当者には、新人教育にまつわるすべての権限と責任を与える。

もし、私や院長から指導したいこと、気になることがあった場合も、直接新人に指導はしません。担当者にその旨を伝えて、指導してもらうのです。

複数人で指導すると、人それぞれのオリジナルの指導になってしまい、新人は「誰が言ったことが正しいのか」「言っていることが全部違う」という混乱をきたすことになるからです。

担当者を決めていなかった時は、それぞれのスタッフが各自のルールで自由に新人と接していました。その際、基本の「キ」を抜かして、「自分のルール」を教えてしまうことがあったのです。

長く働いているうちに身についた「基本＋アルファ」の「アルファ」のほうを教えてしまっていたのです。

また、他のスタッフが新人教育担当係に対して「新人にこう教えて」というような伝言ゲーム的な教え方も同様に混乱をきたします。

したがって、担当者以外の他のスタッフは、どれだけベテランであっても、基本的に新人教育には口を出さないようにさせています。

新人教育担当係が教育の指針とするのは、「新人教育マニュアル」。このマニュアルには、スタッフの仕事の基本が書いてあります。

ほとんどの作業のマニュアルはすでにあるので、それをベースにして新人に教えながら、徐々にバージョンアップさせていくというスタイルです。

歯科衛生士のトリセツ

58

歯科医師と新人スタッフで交換日記をさせる

ダブルチェック＋新人の成長にも効果的

新人教育は一人の責任者に任せるという話をしましたが、新人教育係がそもそも間違ったことを教えてしまっている場合や、新人が教わったことに対して間違えた認識をしてしまっている場合もあります。

ある時、新人がおかしなことをしていたので、どうしてなのか尋ねたところ、新人教育係が間違えたことを教えていることがわかり、驚いたことがありました。

そこで始めたのが歯科医師と新人スタッフの交換日記です。

新人に、「習ったこと」「やったこと」「感じたこと」を毎日ノートに書かせ、週末に提出してもらうのです。

新人教育係の指導内容に間違いがないか、指導内容が正しく伝わっているかのダブルチェックの意味と、新人教育の進み具合の確認、新人の人となりなど、いろいろなことがわかり、とても有用でした。

私は、内容をチェックし、間違えていたことや、教えておくべき重要なことを簡単な宿題にして返していました。

「毎日書くこと」の新人側へのメリットとしては、自分の習得具合がわかること。ひいては、仕事のスキルは毎日の積み重ねで身につくものであり、コツコツと努力しなければならないことを学びます。

また、「習ったこと」「やったこと」は比較的すぐに書けるとしても、「感じたこと」は診療室でぼんやり過ごしていては書けません。

私に見せなければならない以上、何も書かないということは絶対にできないため、何か書くことを必死で探します。

そのためには、院内で起きていることにアンテナを張り、見て、感じて、考えるしかありません。その結果、「周囲のことに目を配る」習慣がつくのです。

歯科衛生士のトリセツ

59

取り扱い注意患者は「隠語」「目印」で共有

前もって準備をしておくためのマークを作る

社会経験の少ない若いスタッフは、これまでに接してきた人間の数も少ないため、歯科医院のようにさまざまなタイプの人が訪れる職場では、対応がわからず右往左往することがあります。

そこで、対応に細心の注意を払わなければいけないような患者さんには、院内の人間だけに前もってわかる目印・隠語を使っています（念のため、ここではフェイクを入れています）。

■星マーク

カルテに星のシールを貼っている人の特徴は、わがまま、攻撃的、神経質。「モンスター・ペイシェント」といって差し支えないタイプの患者さんです。

「俺は忙しいから予約なしでも診療しろ」「俺の言う通りに治療しろ」（そんな治療ができる歯科医師がいたら逆にこちらが教えてほしい）。

（説明して同意しているのに）「納得できないから訴えてやる。俺は今まで何人もの歯医者を訴えてきた」。

歯磨きはしないのに、「俺が歯周病とはどういうことだ！」。

残念ながらこうした患者さんは人間性に問題があるので、深入りしない、最悪、来院しなくなってもかまわないというように決めています。

男性歯科医師の前ではおとなしくしているのに、若い女性スタッフに対しては乱暴な態度をとる人もいるので、スタッフを守る意味でも、前もって心の準備をしておくことは大切です。

医院収入が右肩下がりだった時は星マークの患者さんが多かったです。多分、引き寄せていたのでしょう。現在はあまり見かけることはなくなりました。

患者さんである以上、適当に対応してもいいというわけではありませんが、どうしようもない人に時間と労力をかけても得るものは何もありません。

この辺りのさじ加減がわからないスタッフもいるので、星マークの人には「深入りしない、すべてを簡単に」という対応をとるように指導しています。

■ハートマーク

星マークと違い、心身に疾患があるため、対応に配慮が必要な患者さんです。認知症や精神疾患を持つ患者さん、身体に障害があり、車いすや杖を使っている患者さんがこれにあたります。

若いスタッフは、体が不自由であるということがどういうことかよくわかっていない人もいます。足が不自由な患者さんを平気で遠くのユニットに案内したり、耳の悪い高齢者との筆談の際に細いペンで小さな文字を書いたりします。

そこで、カルテに目印を付けて配慮が必要とわからせることで対応を変えさせています。杖をついている患者さんは入り口から一番近いユニットに案内する、車椅子の患者さんは広めのユニットに案内する。筆談が必要な患者さんは、カルテに筆談用のメモ用紙を挟んでおく（太いペンで大きな文字で書くという指導もする）。

認知症の患者さんは何度も同じ質問をして、毎回同じ会話をしますが、それにイライラせず、根気よく付き合う。

また、向精神薬を服用していたり、躁鬱で感情に波があったりする患者さんの場合は、体調と気分に考慮しながらの治療計画が必要になることをスタッフもわかっておく必要があります。

■「10番です」

思いがけず処置に時間がかかり、スタッフに呼ばれてもすぐに行けない時がありました。以前、患者さんを待たせてしまい「お待たせしてすみませんでした」とようやくチェアーに座った際、患者さんを待たせている間スタッフが何もせずにボーッと立っているのを見てブチ切れたことがありました。

現在は、私が「10番です」と声をかければ、それは「何かをやって時間を繋いでおいて」の合図です。内容は歯磨きでも世間話でも何でも構いません。こちらは身動きがとれないので、完全にスタッフ任せです。

歯科衛生士のトリセツ

60 スタッフ専用のPCを用意する

思い立ったら即作業できる環境づくりを

歯科衛生士及び歯科助手の仕事は、診療の補助だけでなく多岐に渡ります。それを支えているのがパソコンです。

物品の注文に始まり、患者用の配布資料、定期検診のお知らせハガキ、バースデーカードの作成など、パソコンでの作業は多岐に渡ります。

そこで、当院では数年前にスタッフ専用のパソコンを準備しました。

それまでは院内のデスクトップ型のパソコンで、診療で使われていない時間に作業してもらっていましたが、スタッフがパソコン作業をする頻度は高く、使いたい時に使えないのはストレスになります。

そこで、思い切ってスタッフ専用のパソコンを購入することにしました。これが大成功で、現在2台目です。

専用のパソコンがあることで、スタッフ自身のタイミングでサッと行動に移せるようになり、こちらも作ってほしいものなどを頼みやすくなりました。

今では、こまごまとしたチェックリストや、こんなものが欲しい、とイメージを伝えるだけですぐに作ってパソコンの横に貼っておいてくれます。

最近では、西暦と元号の対照表を作ってもらいました。

お願いすれば出てくる、ドラえもんのポケット状態です（笑）。

また、それまではファックス注文のみだったのが、コロナの影響でネット注文に切り替えたショップも増え、一時期はマスクやグローブを購入するため、スタッフがパソコンの前に張り付いていていました。おかげで手に入ったものも多くあります。

初期費用はかかりましたが、確実にもとは取れています。

今後さらにネット社会が加速していく可能性を考えると、パソコンへの投資は決して無駄にはならないと思います。

コラム③ 「人生の質」に関わる仕事

当院には、親子三代で通院している患者さんご家族もいらっしゃいます。

しばらくおじいさんの姿を見ていないなぁ、と思っていたら体調を崩して入院中とのことでした。

残念ながら回復することなくお亡くなりになった、とのちに息子さんが知らせてくれました。

おじいさんは、最後まで病床で「○月○日に大澤歯科医院にメンテナンスの予約をしているから、早く退院しなければ」と言っていたそうです。

また別の、いつも仲良くご夫婦で通院していた患者さん。お二人ともしばらくの間姿が見えなかったのですが、数か月後、奥様はお亡くなりになり、火葬した時に焼けずに残った入れ歯に使用していた金属を、ご主人がお持ちになって来院されました。

「大澤歯科医院で作ってもらった家内の入れ歯の金属だけが残りました。生前はお世話になりました」と挨拶に来てくれたのです。

「歯科」は直接生死に関わることが少ないので、普段の生活でも後回しにされがちです。

しかし、自分の人生を振り返って後悔していることのアンケートに、「もっと歯を大切にすればよかった」「定期的にメンテナンスに通えばよかった」という項目がよくあります。

人生の終わりが近づいた時に望むことは、愛する人と会話をし、自分の口から物を食べること。

若いスタッフには老いることや死ぬことなど想像もできないでしょう。

私たちの仕事は患者さんの「人生の質」に関わっているということを、日常の仕事を通して彼女たちに伝えるようにしています。

4章

個性心理學のススメ

十二人十二色の「個性」を生かして育てよう

歯科医院経営の悩みのほとんどは「人」に尽きると言っても過言ではないでしょう。
どうしてそんなふうに考えるの？（その人が持っている思考の癖）
どうしていつも意見が食い違うの？（価値観の違い）
なぜそんな行動をとるの？（価値観の違いからくる行動パターンの違い）
私たちは先天的要因（宿命と言われています。男性、女性どちらに生まれるか。生まれ持った性格や才能など）と後天的要因（どんな家庭環境で育ったか、どんな教育を受けてきたか、どんな友人と付き合ってきたか）によって人間が形成されていきます。自分と同じ先天的要素を持った人など存在しません。
そのため、時に「個性の違い」が人間関係のトラブルになってしまうのです。
個性心理學は１９９７年に個性心理學研究所所長の弦本將裕先生が人間の個性を12匹のキャラクターにあてはめ、さらに60分類した実学です。「動物キャラナビ」という名前で親しまれています。

「リケジョ（＝理系女子）」の私。信じられるものは数字とエビデンス。何事も理論的に考えてから行動するタイプです。

しかし、世の中には感覚やイメージで物事を進めるタイプの人も存在します。私はこのような感覚を持った人たちを理解できませんでした。

そんな時に知人から教えてもらったのが「個性心理學」です。最初は半信半疑でしたが、学んでいくうちに自分の人間関係のトラブルの原因に気がつきました。

世の中には自分とは違う「考え方、価値観、行動パターン」を持った人が存在します。その人たちは「私（自分）の思った通りのことをしてくれない」つまり「私（自分）の言うことをきいてくれない」のです。「個性が違う」ので当たり前のことですが、個性心理學に出会うまでは気がつきませんでした。

個性心理學を学んだことで、各スタッフへの指導が格段にしやすくなりました。

幸せな仕事人になるためには「良い人間関係を作ること」が重要です。

個性心理學がすべてではありませんが、院内のより良い人間関係構築のために取り入れてみるのも面白いと思います。「愚者は占いに振り回され、賢者は占いを活用する」ということわざもあるくらいですから。

「動物キャラナビ」キャラクターの調べ方

1968年6月30日生まれの場合

①左のページの表から1968年6月の数字を調べる⇒38

②その数に生まれた日を足す⇒38＋30＝68

③合計数が60を超えた場合は60を引く⇒68－60＝8

※60を超えない場合は生まれ月の数字に誕生日を足した数を12分類キャラクター表で調べます。6月1日の場合は38＋1＝39⇒子守熊

④12分類キャラクター表で8を調べる⇒たぬき

こじか 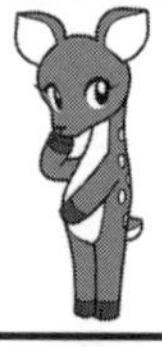 11 17 32 38	狼 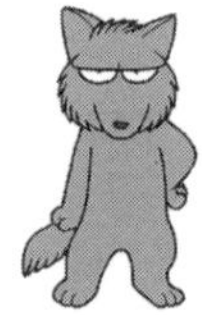 13 19 24 25 30 36	チータ 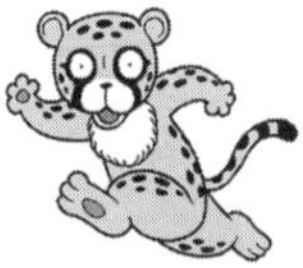 1 7 42 48
黒ひょう 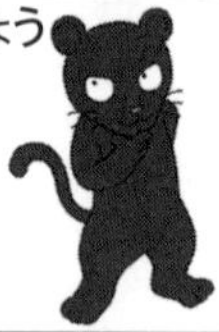 5 44 50 53 56 59	猿 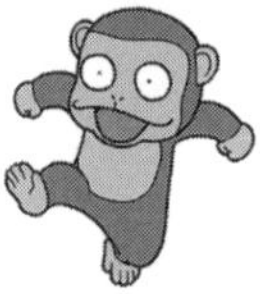 3 9 15 34 40 46	ライオン 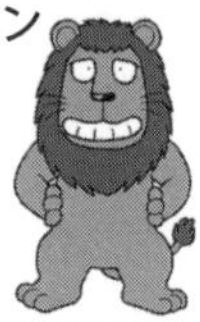 51 52 57 58
たぬき 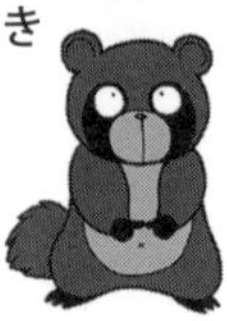 2 8 41 47	子守熊《コアラ》 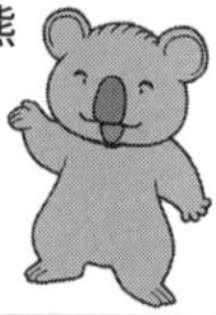 4 10 16 33 39 45	ゾウ 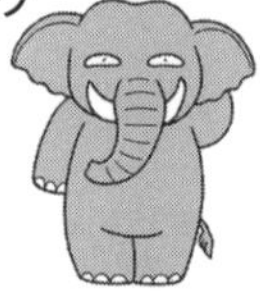 12 18 31 37
ひつじ 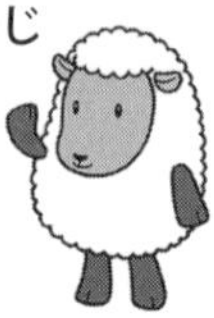 14 20 23 26 29 35	虎 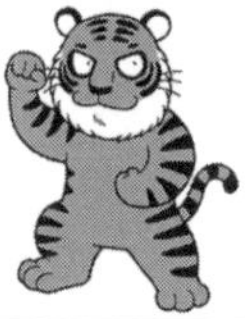 6 43 49 54 55 60	ペガサス 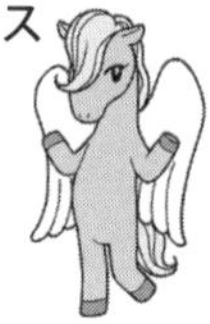 21 22 27 28

【注意】個性心理學では本来、キャラクターを60分類していますが、ここでは本文に対応するために12分類キャラクター表を掲載しています。

西暦	元号	1月	2月	3月	4月	5月	6月	7月	8月	9月	10月	11月	12月
1960	S35	24	55	24	55	25	56	26	57	28	58	29	59
1961	S36	30	1	29	0	30	1	31	2	33	3	34	4
1962	S37	35	6	34	5	35	6	36	7	38	8	39	9
1963	S38	40	11	39	10	40	11	41	12	43	13	44	14
1964	S39	45	16	45	16	46	17	47	18	49	19	50	20
1965	S40	51	22	50	21	51	22	52	23	54	24	55	25
1966	S41	56	27	55	26	56	27	57	28	59	29	0	30
1967	S42	1	32	0	31	1	32	2	33	4	34	5	35
1968	S43	6	37	6	37	7	38	8	39	10	40	11	41
1969	S44	12	43	11	42	12	43	13	44	15	45	16	46
1970	S45	17	48	16	47	17	48	18	49	20	50	21	51
1971	S46	22	53	21	52	22	53	23	54	25	55	26	56
1972	S47	27	58	27	58	28	59	29	0	31	1	32	2
1973	S48	33	4	32	3	33	4	34	5	36	6	37	7
1974	S49	38	9	37	8	38	9	39	10	41	11	42	12
1975	S50	43	14	42	13	43	14	44	15	46	16	47	17
1976	S51	48	19	48	19	49	20	50	21	52	22	53	23
1977	S52	54	25	53	24	54	25	55	26	57	27	58	28
1978	S53	59	30	58	29	59	30	0	31	2	32	3	33
1979	S54	4	35	3	34	4	35	5	36	7	37	8	38
1980	S55	9	40	9	40	10	41	11	42	13	43	14	44
1981	S56	15	46	14	45	15	46	16	47	18	48	19	49
1982	S57	20	51	19	50	20	51	21	52	23	53	24	54
1983	S58	25	56	24	55	25	56	26	57	28	58	29	59
1984	S59	30	1	30	1	31	2	32	3	34	4	35	5
1985	S60	36	7	35	6	36	7	37	8	39	9	40	10
1986	S61	41	12	40	11	41	12	42	13	44	14	45	15
1987	S62	46	17	45	16	46	17	47	18	49	19	50	20
1988	S63	51	22	51	22	52	23	53	24	55	25	56	26
1989	H1	57	28	56	27	57	28	58	29	0	30	1	31
1990	H2	2	33	1	32	2	33	3	34	5	35	6	36
1991	H3	7	38	6	37	7	38	8	39	10	40	11	41
1992	H4	12	43	12	43	13	44	14	45	16	46	17	47
1993	H5	18	49	17	48	18	49	19	50	21	51	22	52
1994	H6	23	54	22	53	23	54	24	55	26	56	27	57
1995	H7	28	59	27	58	28	59	29	0	31	1	32	2
1996	H8	33	4	33	4	34	5	35	6	37	7	38	8
1997	H9	39	10	38	9	39	10	40	11	42	12	43	13
1998	H10	44	15	43	14	44	15	45	16	47	17	48	18
1999	H11	49	20	48	19	49	20	50	21	52	22	53	23
2000	H12	54	25	54	25	55	26	56	27	58	28	59	29

歯科衛生士のトリセツ

61 狼

狼スタッフへの指示は少なめに

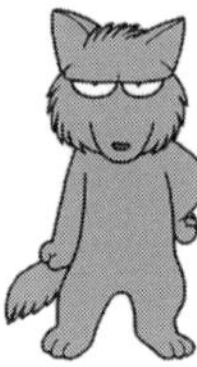

マイペースな「一人好き」

「一匹狼」という言葉通り、「人は人、自分は自分」をモットーとし、他人と群れることを嫌います。

団体行動を苦手とするので、女子にありがちな「仲良しチーム作り」にも一切興味がありません。

仲良しチームに誘われても興味がないので、周りの女子からは「変わっている」「付き合いが悪い」と思われることもしばしばあります。

仲間作りが大好きな女性の職場で、休憩時間にみんなでおしゃべりをしているのに、一人だけポツンと群れから離れて行動しているのは狼キャラのスタッフならではでしょう。自ら好んで一人でいるので、無理に仲間に誘ったり、「スタッフ間の仲が悪い」などと憶測したりするのは余計なお世話なのです。

本音で意見を言い、裏表がない性格、仕事熱心で結果を追い求める姿勢は周りから高く評価され、信頼されるリーダーとなるでしょう。

しかし、自分が納得できないミスにはやや無関心。「連帯責任」は苦手です。自分のペースを乱されることが大嫌いなので、狼のスタッフへの指示は少なく、任せたら放置プレーに徹しましょう。

クールで単独行動を好むため近づきにくい印象がありますが、実は義理人情に厚い世話好きな一面を持っています。

人間関係の問題に直面しても他人に助けを求めることなく、自分で解決しようとするので、時々「調子はどう？」と声をかけてあげるといいでしょう。あくまでもさりげなく。いきなり相手の懐に入ってはいけません。

群れを嫌う一匹狼の天才美人外科医が主人公の医療ドラマがありましたが、彼女のキャラは絶対に狼に違いない、と思っています。

歯科衛生士のトリセツ

62
こじか

こじかスタッフに乱暴な言葉使いはNG

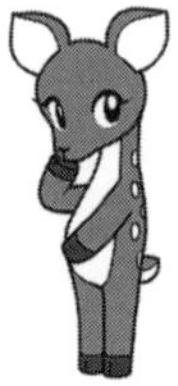

常に気にかけてほしい甘えん坊

12キャラ中、唯一「赤ちゃん」キャラであるこじか。赤ちゃんのように自分の本能の赴くままに生きています。

自分の感情や本能に正直なので人見知りで人の好き嫌いがとても激しく、気難しい印象を受けますが、嘘と理不尽なことは許せない、ピュアな正義感の持ち主です。

常に「愛されていたい」という強い願望の持ち主でもあるため、他人に依存し仲のいい人としか話したがらないので、仲間作りに走ってしまう傾向があります。

また、物事を損得勘定で判断せず、すべてのことに無頓着なところがあるので「責任感がない」「八方美人」と誤解されがちです。

しかし、世話好きで面倒見がよく、とても仕事熱心です。特に指導力、人材育成能力はずば抜けて優れているので新人教育係や責任者に適任です。

とにかく誰かにかまってほしい甘えん坊キャラのため、「私は常にあなたのことを意識していますよ」という態度で接することがコミュニケーションを円滑にするコツです。

物事に臨機応変に対応することは苦手なので、診療中は仕事の進み具合をこまめにチェックすることが必要。何か困ったことが起きていないかをとにかく気にかけ、声をかけてあげましょう。

気をつけたいのは、注意の仕方。繊細なハートを持つこじかキャラを注意、指導する時は乱暴な言葉を使ってはいけません。それだけで、こちらの想像を遥かに上回るダメージを与えてしまいます。体育会系の叱咤激励も避けましょう。

大声で怒鳴ってしまうと、赤ちゃんがびっくりすると急に泣きだしてしまうように、注意された内容そのものではなく、「大声で怒鳴られた」ということで泣き出してしまうかもしれません。

歯科衛生士のトリセツ

63 猿

猿スタッフは褒めて伸ばす

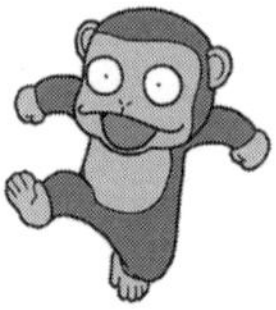

器用で短気な合理主義者

気さくで社交的、無邪気で愛嬌があるキャラクターで、誰にでも好かれる人気者です。頭の回転が速く、何事も器用にこなすので職場では「デキる人」。短気で落ち着きがないのでトラブルメーカーになったり、早とちりが原因でミスをしたりすることがあるのですが、周りがフォローすることによって成果を出します。「目的」と「指示」を的確に、かつ具体的な内容で伝えれば、ミスなくスマートに仕事をこなせるタイプです。

「残根の抜歯ですが縁下カリエスが深いので、メス、剥離子、ルートチップ（さらに細かくストレートあるいは曲）、ナートを準備しておいてください」といった感じです。「残根の抜歯」とだけ伝えても猿のキャラにはうまく伝わらないため、歯科医師が術中にイライラしてしまいます。人間関係のイライラを少しでも減らすために個性心理學を賢く使いましょう。

仕事は合理主義第一、「損得勘定」で動きます。感情や感覚に訴えるのではなく、具体的な数値目標を掲げ「この仕事は、あなたにとってこれだけの実利があります」と伝えると効果的です。また、勝ち負けに極端にこだわるのも猿キャラの特徴です。

どの世代とも上手く付き合えますが、プライドが高いので、実は職場での上下関係を気にしています。

フレンドリーな付き合いに問題はありませんが、限度を超えると感情が顔に出ることがあるので、「親しき仲にも礼儀あり」は絶対に忘れてはいけません。

飽きやすい一面があり、一つの分野を深く掘り下げるのは苦手ですが博識で数字に強いので、短期的に数字を上げるための作戦の参謀に向いています。

褒められたいために頑張るタイプなので、とにかく褒めて、褒めて、褒めて、気持ちよく成長させてください。

歯科衛生士のトリセツ

64 チータ

チータスタッフは人前で叱らない

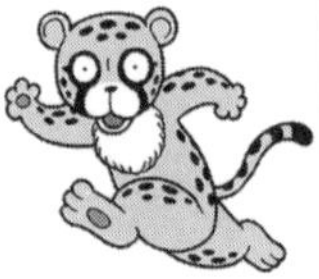

おだてて伸びる目立ちたがり

狙いを定めた獲物に向かうスタートダッシュは12キャラ中ピカイチです。ただし、短距離は得意ですが長距離は苦手で、守るより攻めることを得意とします。プライドが高く恥をかかされることが大嫌い。細かく指示されたり、人前で注意されたりするなんて耐えられません。

人の話を最後まで聞かないので、早とちりとケアレスミスが多いのもチータの特徴です。ミスを注意する時は、人前ではなくバックヤードに一人だけ呼んで、プライドを傷つけないようにさりげなく。

几帳面で頭の切れもよく、努力家。裏工作や根回しが大嫌いで常に直球勝負。リーダー向きのキャラですが、一方的な熱意と根拠のない超プラス思考は、時に周りから「鬱陶しい」「暑苦しい」と思われることもあります。また、一度立ち止まると次にスイッチが入るのがいつになるのか自分でもわかりません。

チータがリーダーの場合、グループのメンバーは先走るリーダーに追いつくのが大変ですが、自由に走らせてあげましょう。裏方よりは前に出てスポットライトを浴びていたい目立ちたがり屋なので、目立つポジションを用意してあげるといいでしょう。

自分の味方には甘いですが、自分に反発する人には厳しく、冷遇する傾向があるので上の立場になった場合は全員に平等に接し、安定した人間関係を築くよう心がけましょう。周囲からの目配りも必要です。

欲しいものは「ありがとう」という感謝の言葉でもなく、「昇格や給与アップ」という目に見えるものでもなく、「すごい、さすが○○さんだね」という称賛。

褒めて、おだてて伸びるタイプなのです。

「えっ、これ知らないの？」という単純な質問を「（知らない自分を）非難された」と後々まで引きずることがあるので、軽口には注意が必要です。

歯科衛生士のトリセツ

65 黒ひょう

黒ひょうスタッフは人前で褒める

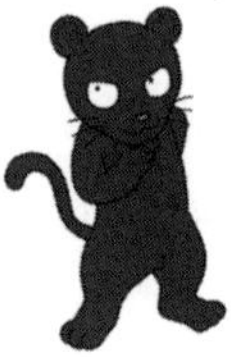

プライドと正義のかっこつけマン

不正や卑怯なことは許さず、正義感に溢れた根っからの仕事大好き人間です。芯の強い頑張り屋で頭の回転が速く、あらゆることに能力を発揮します。どんな仕事も任せて安心です。

人生で大切なことは「おしゃれでスマートでかっこよく」。メンツやプライドにこだわり、常に「他人からどう見られているか」が気になります。

傷つきやすく、「ステキな人物像」が崩れると非常に落ち込み、回復に時間がかかります。「叱られること=かっこ悪いこと」なので、大勢の前で叱ったり注意したりすることは絶対にしてはいけません。叱る際にも、優しさや気遣いを忘れないようにしましょう。

褒めると実力以上の成果を発揮するキャラなので、褒める時は人前で褒める、を忘れないようにしましょう。短所や小さいミスなどマイナス面を指摘するのではなく、実績や成果などプラス面を褒めて伸ばしましょう。

保守的で安全安心な組織よりも、シャープで芸術的なセンスを生かせる部署に適任です。

スタートダッシュが得意な先行逃げ切り型のタイプなので、スタートダッシュ（新人教育の時期）で勢いをつけてあげないと、後で挽回するのが難しくなります。

理不尽を許さない正義感と反骨精神は時に上司から煙たがられる存在になることもありますが、人望も厚く、部下からは慕われるリーダーとなるでしょう。

黒ひょうキャラは喜怒哀楽が顔と態度に出やすく、毒舌で窮地に立たされることがあります。態度や物言いが目に余るようであれば、早めにやんわり注意しましょう。

また、情に流されて白黒をはっきり判断できなくなる場面に遭遇していたら、ソフトなアドバイスで窮地を救ってあげましょう。

歯科衛生士のトリセツ

66
ライオン

ライオンスタッフには目立つポジションを用意

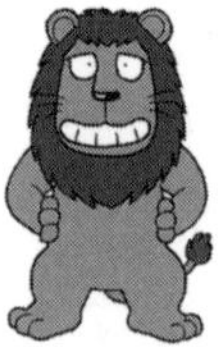

繊細で努力家な孤高の王様

百獣の王、ライオン。頂点に君臨していなければ気がすみません。プライドの高さも12キャラ中ナンバーワンで「他人に厳しく自分に甘く」はライオンキャラの特徴です。

お気に召さないことがあると、すぐに態度と顔に表れるため、周囲はとても気を遣います。決して本人に悪気があるわけではありません。そんな個性の持ち主なのです。

したがってライオンキャラのスタッフに接する時は細心の注意が必要です。敵と認識したら容赦なく噛みつきますが、それも王様ならではの正義感の現れです。

負けず嫌いの頑張り屋さんで、一人でコツコツと徹底的に努力します。リーダーとしての素質も12キャラ中ナンバーワンなのです。

スタンドプレーができる、目立つポジションを用意してあげると実力を発揮できます。自分の能力に自信を持っているので、人からの命令や指示、否定されることを極端に嫌います。

注意する時はとにかく上から目線にならないように、プライドを傷つけないように注意する側が言葉使いと態度に気を付ける必要があります。

怖いもの知らずの百獣の王ですが、見かけと違い、繊細で優しい「ガラスの心臓」の持ち主です。

孤独でナイーブ、周りが発する言葉の一つ一つに過剰に反応してしまいます。

清廉潔白な孤高の存在。仕事は決して手を抜きません。それ故、すべてを自分でやってしまおうとするので「仕事の割り振り」ができるようになれば、上からも下からも信頼される素晴らしいリーダーとなるでしょう。

凶暴で手の付けられないライオンのようなスタッフに成長するのか、群れを守る心優しいスタッフに成長するのか。すべては院長の育て方次第なのです。

歯科衛生士のトリセツ

67 虎

虎スタッフに命令口調はNG

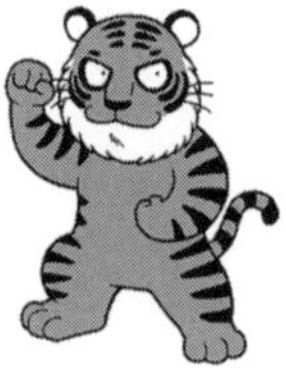

常に直球勝負の情熱家

「オブラートに包んで物を言う」「遠まわしに発言する」ということは虎キャラの人の辞書には存在しません。

発言は常に直球。かなり厳しい内容の、グサッと相手に刺さるようなことも笑いながら口に出します。

誰に対しても態度を変えることがないので、敵も味方も作ります。

頑固で自信に満ち溢れた態度と発言から、「生意気な新人」と誤解されることもあるかもしれません。

常に本音で勝負するため、キツい性格の人というイメージがありますが、後々まで尾を引くことはなくさっぱりした性格の持ち主です。

自分に厳しく他人に優しい、親分肌の誠実な人情家。

自分が直接関与しなかったトラブルでも自分のことのように責任を負い、他のスタッフの面倒を見る熱い情熱の持ち主です。

バランス感覚に優れ、責任感の強さは12キャラ中ナンバーワン。組織構築を得意とし、強力なリーダーシップを発揮するでしょう。

相手の「言い方」や「言葉使い」にうるさいので、命令口調や恩着せがましい言葉使いをすると、「無礼者」と逆鱗に触れるので注意が必要です。

基本的には短気な性格ですが、一方で「じっくりと考えて決断を下したい」という相反する面も持ち合わせています。

結果を急いだり、急かしたりするような言動はマイペースな虎キャラのスタッフにはストレスになります。

また、思い込みが激しく、人から聞いたことをすぐに信じてしまうお人好しな面もあり、意外に「器用貧乏」だったりもします。

歯科衛生士のトリセツ

68 たぬき

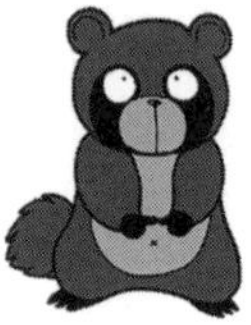

たぬきスタッフとの口頭でのやり取りは厳禁

ほのぼの癒やし系の忘れん坊

優しく温かい人柄で、いつも笑顔を絶やしません。「天然」なところもありますが、一緒にいるとホッとできる癒しの存在です。ギスギスした職場に一人いてくれると、潤滑油の役目を果たしてくれるので職場の雰囲気が良くなるでしょう。

職場の雰囲気を良くしたい、あるいはスタッフ募集に際し、次回は「こんな人材が欲しい」という時に個性心理學は役立ちます（履歴書には必ず生年月日が記載されているのでどのキャラなのかがすぐにわかります）。

たぬきキャラは、本人には全く悪気がないのですが物忘れがひどいので注意が必要です。ついさっき、「はい」とにっこり笑って返事をしたばかりなのに、数分後にはもう忘れているということがよくあります。

「口先だけのお調子者」と誤解されがちですが、本人は努力しているので評価してあげてください。

忘れ物の天才なので「言ったはず、伝えたはず」はトラブルの元になります。どんな些細なことでも「メモ」してもらうこと。口頭でのやり取りは厳禁です。必ず文字でやり取りする癖をつけましょう（ただし、メモしたことを忘れた、メモを見るのを忘れた、となった場合はあきらめましょう）。

我慢強くコツコツと努力し続け、自制心が強いので組織の中では「縁の下の力持ち」として信頼を得ますが、実はただのお人好しなだけではなく、自分の才能を発揮できる出番を待っています。自分に自信がない引っ込み思案なところがあるので、時期を見て裏方から表舞台に引っ張り出してあげることも必要です。

気が優しいため、大声での怒号、語気の荒い言葉、厳しい口調での注意は委縮してしまうので厳禁です。

69 子守熊《コアラ》

子守熊スタッフへは安心感のある言葉かけを

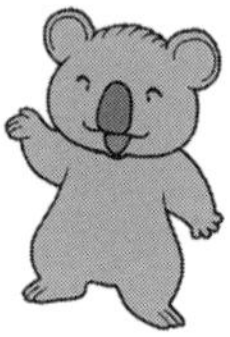

二面性を持つ心配性の社交家

「矛盾」と「二重構造」を持つ社交家です。慎重かと思えば楽天的な面があったり、律儀な態度をとるかと思えば急に気まぐれな態度に変わったり、コツコツと努力するかと思えば天才的なひらめきで周囲を驚かせたりします。

なかなか本心を明かさず、やや協調性に欠けるところがあるため、本音で付き合える人が少なく、人間関係は偏っています。勤務年数は長いのになかなか打ち解けられない、というパターンもあります。

一見おとなしそうに見えますが、実際のところは感情の起伏が激しいので、組織内で敵を多く作ってしまいがちです。

何かを始める際、悪いことばかり思い浮かべる心配性なところがあるので、最悪のケースを想像して計画を立て、念には念を入れて仕事を進めます。

したがって失敗は少なく、実績を積み重ねます。

損得勘定と経済観念に優れているので、表舞台に出るよりも参謀的なポジションやお金に関する経理などが適職です。

プライドが高く自分を押し通そうとする頑固さがありますが、内面は繊細で臆病な一面もあります。注意する時は大声を出すと委縮してしまうので気を付けましょう。

時々ボーッとして周囲とテンポが合わないことがありますが、自分のスローペースを乱されると急激にモチベーションが下がってしまいます。

したがって子守熊キャラのスタッフには「早く」「急いで」「すぐに」は禁忌のセリフ。子守熊キャラの人たちは、何事も長期的な展望に立って計画を立てているのです。

ゆるく、おおらかに接して「褒めて育てる」ように心がけましょう。

心配性なので「大丈夫」「○○さんならできるから」と安心感を与える言葉をかけてあげるのも効果的です。

歯科衛生士のトリセツ

70 ゾウ

ゾウスタッフはホウ・レン・ソウが苦手

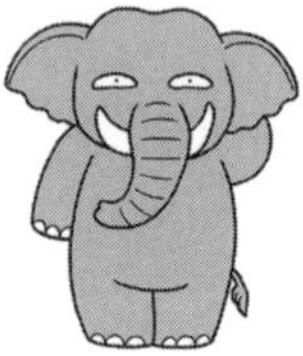

キレたら怖い、プロ意識の高い仕事人

大きな耳が特徴のゾウ。「耳がダンボになっている」と言われることがあるように、院内での自分に関する噂話はすべて聞こえています。そうかと思うと、興味がない話は全く耳に入らず、耳はただの「飾り」になってしまいます。

集中すると他のことが見えなくなるので、診療中は担当している目の前の患者さんのことしか頭にありません。院内全体の流れを把握するのは苦手なので、院内が忙しくなってきた時に一人だけ自分のペースを崩さずに「浮いている」のはゾウのキャラを持つスタッフかもしれません。

また、自信家のため、「報告・連絡・相談（ホウ・レン・ソウ）」なしで個人プレーに走りやすい傾向もあります。

しかし、なんといっても真面目で妥協を許さないプロ意識を持った仕事人です。冷静沈着、途中であきらめることなく最後までやり遂げる根性は見習うべきです。周囲からの信頼も厚いので、徐々にリーダーとしての頭角を現しますが、人の好き嫌いがハッキリしているので、トップよりは二番手であるサブリーダーのほうが力を発揮してくれるでしょう。

堂々としたオーラを身にまとい、返事や受け答えが簡素なため、近づきにくい雰囲気がありますが、面倒見のよさは12キャラ中ピカイチです。新人教育係などにも適任です。

優しげな見かけと違い、実は短気な一面もあります。切れた時の怖さはライオンや虎とは比べものになりません。敵に回したらこれ以上怖い人はいませんが、味方にしたら、最強に心強いスタッフとなるでしょう。

全体像の把握とホウ・レン・ソウが苦手なので、診療中は歯科医師側から院内全体の状況をこまめに伝え、仕事の進み具合をチェックするように心がけましょう。

歯科衛生士のトリセツ

71
ひつじ

ひつじスタッフは悩みすぎないようにフォローを

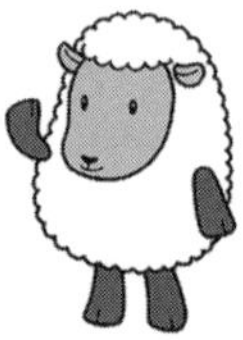

「みんなと一緒」が大好きな慎重派

「世のため、人のため」をモットーとし、「和」を大切にする気遣いの人です。単独行動と孤独を嫌い、「みんなで○○」が大好きでチームワークを重要視します。そのため「和」を乱す行為は許さず、自分以外の人にも「協調性」を求めます。争うことが嫌いでチームプレーに徹します。

そのため、「個」で勝負したいキャラや、損得勘定に重きを置くキャラの人たちからは「いい人ぶっている」と誤解されがちです。

世間の目が気になるので、他人から批判されるようなことはしません。

一見穏やかそうに見えますが、「自分が最高」と思っている自信家で感情的な一面も持ち合わせています。

人の好き嫌いが激しく、気に入らない相手にはつまらないことで意地を張り、たとえ自分が間違っていたとしても謝ることができない、ということもあります。

仲間外れにされるとグレたり切れたりする子供っぽいところがあるので、院内の連絡事項は、ひつじキャラの人に対しては特に「自分だけ知らなかった」ということがないように気を付けてあげましょう。

絶対的なリーダータイプではありませんが、義理人情に厚く、責任感が強いので職場内での信用を積み重ねていきます。駆け引き上手で計算高い面もありますが、思いやりに満ち溢れているので、職場内では潤滑油的な役割を果たしてくれます。

丁寧に仕事を進めるのですが、慎重過ぎるのと、あれこれ悩みすぎて決断のタイミングを逃すことがあります。特に人間関係で「悩める子ひつじ」にならないよう、フォローが必要です。

いろいろと考え過ぎて前に進めないようだったら、優しく背中を押してあげるといいでしょう。

歯科衛生士のトリセツ

72 ペガサス

ペガサススタッフに理詰めの議論は効果なし

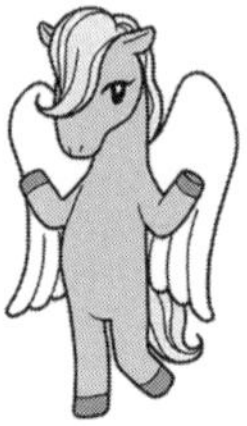

自由で常識にとらわれない天才肌

個性心理學12キャラの中で唯一存在しない架空の生物である「ペガサス」。強烈な個性を持つ不思議な人です。

常識、世間体、出世、昇給、責任感など、社会に出て仕事をする上で重要なポイントになることには一切興味を示しません。

また、直感、ひらめき、感覚、右脳で仕事を進める天才肌の人なので、理詰めの議論や数字を提示してのプレゼンは全く効果がありません。

大きな目標だけを指示し、あとは全部任せるのが良策。細かい指示や業務の進行状況のチェックなどは、ペガサスキャラには禁忌と言っても過言ではありません。他の人にとってのガイドラインになるようなことは必要ないどころか、むしろ足手まとい。天才肌の上に努力家なので、好き勝手にやらせることで、驚くような成果をたたき出します。

周りは、ペガサスが羽を大きく広げて羽ばたけるように邪魔しないことだけを考えます。

束縛とルールを嫌い、オーバーリアクションが目立ちますが、臨機応変に対応できるので、対人関係はおおむね良好です。

ただし、気分にムラがあるので、ペガサスがリーダーになった場合、周りのスタッフはリーダーのその日の気分に左右されて振り回されることになるかもしれません。

組織に属している以上、守らなければならないルールや一般常識も必要です。ペガサスキャラの魅力を潰すことなく、精神面と気分のムラを少しでも少なくするためにはどうしたら良いのかを本人に考えてもらいましょう。

クリエイティブな才能が発揮できるポジションが最適です。院内のイベント企画などを任せると、一般の人では思いつかないような斬新なアイデアを提示してくれます。

コラム④ 個性心理學の３グループ

個性心理學では、生年月日をもとにＭＯＯＮ（こじか・黒ひょう・たぬき・ひつじ）、ＥＡＲＴＨ（狼・猿・虎・子守熊）、ＳＵＮ（チータ・ライオン・ゾウ・ペガサス）という性格の異なる３つのグループに分類します。

ＭＯＯＮは別名「いい人グループ」。お金や物よりも「世のため、人のため」という気持ちを大切にします。何かを決める時は自分よりも他人を優先する「他人軸」の人たちです。色々なことに「ムダ」が多く、他人にかまってもらいたい、「ありがとう」と言ってもらいたい人たちです。

ＥＡＲＴＨは別名「しっかり者グループ」。気持ちよりも「物質的な物、形がある物」を大切にします。目に見える「お金」で評価してもらいたい人たちです。とにかく「ムダ」が嫌いで何事もマイペース、時には「ムリ」してしまうこともあります。「自分軸」で進んで行く人たちです。

ＳＵＮは別名「天才グループ」。お金や気持ちよりも「権力や権威」が重要で「ムラ」が多く気分屋です。スイッチがオンになっている時とオフになっている時の差が激しい人たちです。何事も「気分軸」で決めています。

医院の業績がアップした場合など、それぞれのグループによって評価してほしいポイントが違いますのでぜひ参考にしてみてください。

ＭＯＯＮチームは「あなたのおかげです。ありがとう」と感謝の気持ちを込めて声をかけてほしい。ＥＡＲＴＨチームはズバリ「給与アップ」。ＳＵＮチームは組織内での「役職の昇格」です。

女性スタッフに対して、ポイントがズレた言動は地雷を踏むことになりかねませんのでご注意を。

5章

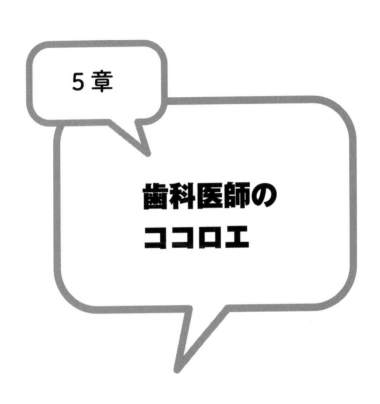

歯科医師のココロエ

自分自身の在り方を見つめなおす

健全な歯科医院経営のためにはマンパワーが必須です。

たとえ最先端の高額器機を購入したとしてもそれを使うのは人。「人材がすべて」と言っても過言ではありません。

「人材」と聞いて真っ先に思い浮かぶのはスタッフのこと。スタッフ問題の解決が重要だということは多くの歯科医師が認識しているはずです。

しかし、「人材」の中に歯科医師自身も含まれている、ということに気が付いているでしょうか。

ほとんどの歯科医院は院長がトッププレーヤーで稼ぎ頭であり、チームの監督と審判も兼任するスーパープレーヤー。

さらに、チームのオーナーまでも務めるマルチプレーヤーです。

自分が監督と審判も兼任しているので、チームがピンチになった時に的確な作戦とアドバイスをしてくれる監督もいなければ、自分の行ったことが正しいのか、あるいは間違っているのかをジャッジしてくれる審判も存在しません。院長自らがその役目を担わなければならないのです。

歯科医院という組織構造では、もし、院長の行ったことが間違っていたとしても間違いを指摘してくれる人が存在しないことも考えられます。

「経営者は孤独である」と言われますが、周りに助言者が存在しない場合にはますます孤独になってしまうかもしれません。

独りよがりのやり方でさらに人が離れ、悪循環に陥っているかもしれません。スタッフの指導の前に、自身に改めるべきところがないかを省みる必要があるのです。

第五章ではスタッフ問題はもちろんですが、それ以外にも歯科医師が目を向けたほうがいいこと、主に歯科医師としての自身の在り方について解説しています。

現在、世界中の誰一人として経験したことがない新型コロナウイルスにより「新しい生活様式」が生まれ、世の中が考えられないスピードで変化しています。

昨日までは当たり前だと思っていたことが、当たり前ではなくなる時代です。

歯科医院の在り方、歯科医師自身の考え方や行動にも変化が求められる時代に突入したようです。

歯科衛生士のトリセツ

73

「向上心ゼロ」「仕事中毒」どちらもNG

自分の働き方をスタッフに押し付けない

院長の仕事へのモチベーションは、スタッフにも影響します。

院長に「週末、講習会に行きたいので休ませてほしい」と申し出たら「必要ない」と言われた、あるいは「新しいシステムや材料を自院に導入する気が全くない」という院長はスタッフのモチベーションを下げる原因となります。

彼らがそうした新しいことをやらない理由は、「面倒くさい」「お金がかかる」から。「投資」という考えが全くないのです。

したがって、スタッフを講習会や勉強会に連れていくことも、参加させることもありません。自分に勉強する気がないのだから当然です。これでは向上心のあるスタッフをつなぎとめておくことは不可能。「うちにはやる気のないスタッフしかいない」と愚痴を言うのはお門違いです。

一方、院長が仕事熱心を超えて「仕事中毒」な場合はどうでしょう。プライベートも家庭も自分の健康も顧みず、平日は遅くまで診療、週末も講習会に参加し、人生のすべてを仕事に捧げる歯科医師もいます。

問題は、それをスタッフにも当然のように求めること。

診療時間を大幅に過ぎても平気でスタッフを働かせる歯科医師がいますが、本人はそれで問題がなくとも、スタッフには仕事以外の予定があります。友達との約束、デート、習い事、家事など、仕事終わりに予定を入れられないとなると、プライベートを充実させることができません。

皆が皆、仕事だけをやって生きているわけではなく、人それぞれ大切にしているものがある――このことが理解できないようでは、スタッフが離れていって当然です。

どちらのタイプも、スタッフとの関係性を改善したいのであれば、まずは客観的に自分の働き方を見つめ直すことが必要です。

歯科衛生士のトリセツ

74

「仕事ができない」とひとくくりにしない

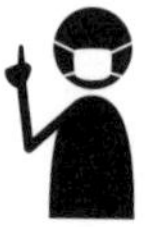

仕事の「最終形態」を認識させる

「あのスタッフは仕事ができない！」

忙しい中、ミスが多いスタッフと接していると、つい安直にその一言で片づけてしまいがちです。

しかし、歯科医院のスタッフにとって、「仕事ができない」の「仕事」には2種類あります。

①歯科の技術的なこと　②それ以外（例えば掃除や事務仕事など）のこと。

それをきちんと分けて考えず、「できていない！」と怒っていませんか。

まず、その問題となるスタッフが「できていない」ことはどちらの仕事なのか、分類してみましょう。

それが①であれば、練習するしかありません。他人がどうこうできることではなく、本人が練習することでしか解決しません。

多くの場合、問題になるのは②です。

②は、スタッフをマネジメントする歯科医師側の認識不足が疑われます。

・何をもって、彼女の仕事を「できていない」と判断しているのか？

・なぜ「できていない」と言われるのか、彼女はその理由を理解しているのか？

その二点を曖昧にしているのでいつまでも改善されないのです。

例えば、スタッフは「ちゃんと掃除をしている」と言うが、こちらからすればまだ汚いと思う。ゆえに、「仕事ができていない」となる。

また、スタッフ同士でも、「あの人は仕事ができない」ともめることがありますが、批判された本人は「しっかり仕事をしている」と主張することがあります。

どのような状態なら、双方（経営者とスタッフ、あるいはスタッフ同士）で納得するのか、つまりその仕事の最終形態を決めていないがゆえのシステム不良なのです。

歯科衛生士のトリセツ

75

「怒る」と「叱る」は別物と心得る

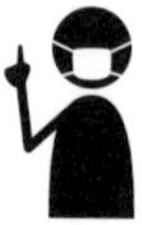

ルールがあれば「叱る」回数も減る

なるべく声を荒らげず冷静に穏やかに仕事をしたい。
私をはじめ、誰しもがそう思っていることでしょう。
そうはいっても怒らなければ仕事にならない……その気持ちはよくわかります。
ところで「怒る」と「叱る」の違いをご存じですか。
子育てでもよく言われることですが、苛立ちの感情をそのままぶつけるのが「怒る」。
「叱る」は相手のことを思い、指導することです。
似ているようで本質は全く違います。

歯科医師がスタッフにするべきことは当然「怒る」ではなく「叱る」。「怒り」で他人を支配しようとするのはやめましょう。「罪を憎んで人を憎まず」の精神です。

私もこれまでにどれほど「怒り」をぶつけてきたでしょう。スタッフがミスをする度に「何やってんの！」と頭ごなしに怒っていた時期がありました。

しかし、そのミスにも必ず何かしら原因はあるものです。感情的に怒ってばかりではその原因にまでたどり着きません。

ミスが起きた場合には、感情的に怒る前に、原因は何なのかを双方で確認します。

そうしなければ、また同じことを繰り返します。

当院の場合、チェックリスト（１３４ページから１４０ページに書きました）をきちんと確認しているのかをスタッフに問います。それができていなければ叱り、なぜできなかったか考えてもらう。それの繰り返しです。

原因を究明し、改善策を考えれば感情的に怒る必要はなくなり、お互い冷静に話し合えるのです。

まずはルールを作り、「怒る」回数を少しずつでも減らしていく意識を持ちましょう。

歯科衛生士のトリセツ

76

無意識のセクハラ／パワハラを自覚する

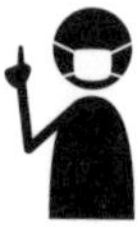

ハラスメント情報はスタッフ間で流通する

白衣はワンピースタイプ、スカート丈は短めがルール。診療中に太ももをスリスリ。
飲み会での話題は下ネタばかり、さらに酔ったふりをしてボディタッチ。
この時代に、未だにこのような歯科医師も存在するようです。

これは極端な例かもしれませんが、「これくらいならコミュニケーションの一環」という甘えがどこかにありませんか？「そんなつもりじゃなかった」は通用しません。

相手がニコニコ笑って嫌だと言わないから、「大丈夫」という訳ではないのです。
「不快な気持ちを抑えているのかもしれない」という歯科医師側の想像力の欠如で、

スタッフが辞めていっているのかもしれません。

心の距離は近く、体の距離は遠く。女性ばかりの職場である以上、セクハラに対する意識は高過ぎるくらいでちょうどいいのではないかと思います。

また、スタッフが辞める原因のパワハラとしてよく耳にするのが、「患者さんや他のスタッフの前で怒鳴られた」というもの。

その歯科医師にとっては「少し声を荒げた」くらいのつもりかもしれませんが、自分の親にさえ怒鳴られた経験がないスタッフにとっては、恐怖以外の何物でもありません。

院長が歯科衛生士としての仕事をさせてくれないパターンもあるようです。

医院内の仕事を把握するために一通りの仕事を経験するのは必要ですが、いつまでたっても雑用ばかり。これでは「歯科衛生士」の国家資格が台無しです。

私たち歯科医師がスタッフの情報交換をするように、スタッフにも独自のネットワークがあり「あそこの先生は○○だから働かないほうがいい」と噂になるのです。

スタッフがすぐに辞めてしまう、新しいスタッフの応募がないといった場合は、自分の言動が思いがけずハラスメントになっていないか、自省する必要がありそうです。

歯科衛生士のトリセツ

77

「モンスター・ペイシェント」からスタッフを守る

危険な局面では院長が矢面に立つ

ニュースや新聞記事になるような凄惨な事件や事故は、普通の感覚では考えられない人たちの言動が原因になっていることもしばしばです。さまざまな患者さんが訪れる歯科医院という場所でも、常軌を逸した言動の人が存在します。

「保険内でバネがない入れ歯を作れ」とか「(顕微鏡で口腔内の細菌を見せると)なんで歯磨きしているのに俺の口の中は汚いんだ」と激怒、「三日間で全部治せ!」。挙句の果てに「訴えてやる」と脅す。

自分の怒りや理不尽な要求を、若い女性スタッフに向けて爆発させる患者も数人経験しました。

こうした「モンスター・ペイシェント（患者）」には毅然とした態度で院長が対応するべきです。

特に、個室診療の場合は注意が必要です。新人の若い女性スタッフが患者さんに大声で責められて、それがトラウマになり、「患者さんが怖くなった」という退職理由もあります。

また、若い女性が多い職場だからこそ、不審な男性からのアプローチには特に医院側が気をつける必要があります。

ホームページにスタッフの顔写真と名前を掲載していることがありますが、それを見た男が特定のスタッフを目的に歯科医院を訪れる、あるいは歯磨き指導で優しくされたのを勘違いした患者からストーカー被害に遭う、などということもあります。

患者の態度がおかしいと思ったらすぐにその場で院長に申し出ること。

暴力を振るうようなことがあったら、院長を盾にしてスタッフは逃げること。

避難訓練ではありませんが、これらを普段からスタッフにはしっかり指導しておきましょう。

歯科衛生士のトリセツ

78

夫婦間の問題を診療室に持ち込まない

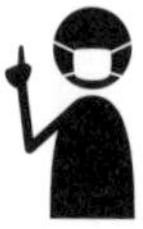

カギを握る「クリニック・マダム」

院長が既婚者の場合、奥さんがどのような形で医院に関与するのかということは、健全な歯科医院経営に大きく関係してきます。

全く関与しない、あるいは経理のみの場合は問題ありません。私のように歯科医師である場合もスタッフとの関係性が明確ですが、一番面倒なのは奥さんが「スタッフ」として診療室や受け付けに出ている場合です。

本人にはそんなつもりがなくても、他のスタッフからしてみれば常に経営者側の人間に監視されている状態になります。

この場合、奥さんにはどこまでの権限があるのかを明確にしておく必要があります。院長のサブとしてスタッフを総括する立場になるのか、そうでないのか。線引きをハッキリさせなければスタッフは働きにくくなってしまいます。

「私はスタッフの味方です」と言っている奥さんもいらっしゃるそうですが、味方であったとしても、経営者側の人間であることに変わりはありません。

また、夫婦で同じ職場にいる場合、不仲になってしまうと周囲に迷惑をかけます。「スタッフが出勤したら夫婦喧嘩で診療室がめちゃくちゃになっていた」「夫婦喧嘩をして全く口をきかず、スタッフがメモを持って二人の間を行き来する」「診療室で院長が奥さんを罵倒して最悪の空気になる」などのパターンを知っています。

夫婦が同じ場所で働く場合、絶対に守らなければならないのは「夫婦間の問題を診療室に持ちこまない」こと。

私と院長は歯科医師同士の夫婦で、普段はあまり干渉しないのですが、なぜか白衣を着るとプロとしての意地とプライドがぶつかり合うこともしばしばです。

スタッフの皆さんには大変ご迷惑をおかけしていることを、この場でお詫び申し上げます。

歯科衛生士のトリセツ

79

スタッフを「長く育てる」意識を持つ

スタッフとの関係性は恋人のようなもの

歯科衛生士は、万年人材不足です。

募集をかけても応募はゼロ、ということも珍しくありません。

歯科衛生士を使い捨てのように扱う歯科医師もいると聞きますが、それでは経営が上手くいくはずもないと思います。悩みの種になっているスタッフがいるからといって、彼女を別の人材と入れ替えれば解決するのでしょうか?

「優秀な歯科衛生士が市場に余っていて選び放題」というのであれば入れ替えも可能かもしれませんが、とにかく慢性的な人材不足。このことを頭に叩き込んでおく必要があります。

歯科医師がすべきことは、スタッフを「育て続ける」こと。
女性のライフステージ――出産、育児、介護、病気に寄り添う。
常勤ばかりでなくパート勤務も上手に使う。
彼女たちのプライベートも尊重する。
これらの意識をベースに、長い目でスタッフを見守り、自分の歯科医院の方針にフィットするよう育てる。

それこそがこれからの歯科医院が生き残る術です。

歯科衛生士と歯科医師は恋人のようなものだと思います。ともに苦難を乗り越える意識を持ち、至らないところは互いに直し、歩み寄ることで初めて長いお付き合いが可能になります。付き合いが長くなっても関係が崩れないようにするためには距離感と礼節が大切という点も、恋人と同じ。

人を育てることも他人と長く過ごすことにも我慢はつきものですが、明確な目標があればその我慢も有意義なものになります。

スタッフを育てることで、歯科医師もまた人として成長するのです。

歯科衛生士のトリセツ

80

「給料を払っているのだから」を押し付けない

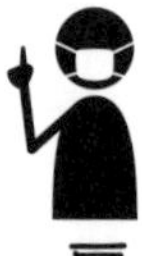

雇用者でもフラットな関係を心がける

「給料を払っているのだから、ありがたいと感謝してほしい」。

かつて、そうした傲慢な気持ちでスタッフに接していた時期がありました。

「給料を払っている経営者のほうがスタッフより偉い」という考え方が根底にあったのでしょう。スタッフとの関係や院内の雰囲気が悪化する一端はこうしたところにもあったのかもしれません。

現在は、歯科医院側とスタッフの関係はいつも「フラット」であることを心掛けるようにしています。

「給料を払う」というシステムは、お金のやりとりで人間関係に上下をつけるといった話ではなく、単純に「契約をする」というだけのことだからです。

歯科医院と各個人の契約であることは、職種や年齢に関係なく、皆同じ。

当院で提示できる条件はこうなっています、これでよければどうぞ働いてください、といったスタンスであり、それ以上でもそれ以下でもありません。

破格の給与や特別待遇で迎え入れるということはできませんが、「意見があればいつでも聞きます」と伝えています。

経営者にとって給料は大きな懸案事項ですが、ただ「給料を払っている」という理由だけでは、残念ながらスタッフに感謝の気持ちや職場への愛情を持たせることはできません。

歯科医師がやるべきは、雇用者と被雇用者である前に、皆同じ働く一人の人間であるという意識を持つこと、そしてスタッフが「ここで働けて良かった」と思う環境作りをすること。

働きやすい職場であれば、押し付けずとも愛社精神は自然に芽生えるものと心得ましょう。

歯科衛生士のトリセツ

81

「お土産選び」で歯科医師の器がバレる

細やかな気配り力を身につける

患者さんや業者さんからのいただきものは、公平を期すため、きちっと人数分に分けています。その日出勤していないスタッフの分も取り分けておくのはもちろんのこと、ロールケーキやバームクーヘンなどは「定規と分度器使いましたか？」というくらい寸分の狂いもなく平等なサイズにカットします（笑）。

「○○さんは食べたけれど◇◇さんは食べていない」というような細かいことを、女性はよく覚えているものです。

以前、当院の院長が出張に行った際に、スタッフにお土産を買ってきました。ところが後日、スタッフが「お土産の数が足りなかった」と教えてくれました。

呆れて、院長に「数が足りないくらいなら買ってくるな」と伝えたところ、次回買ってきたのは人数分の羽田空港限定チョコレート。青森に着いた時にはドロドロに溶けていました。「溶けるチョコレートはやめて」と言ったら、次に選んだのは籠に入ったおぼろ豆腐のようなチーズケーキ……。「なぜこれを選んだのか？」と質問すると「美味しそうだったし、店員さんにすすめられたから」とのこと。

分けにくさや、食器を用意する手間などに思いが至らないのです。

時折、成功している歯科医院の院長と講習会でご一緒することがありますが、彼らは皆気配り上手で美的センスに優れ、男性であるにもかかわらず良い意味での女性らしさを持ち合わせています。当然、スタッフへのお土産選びもとても上手。

「小分け包装」で「日持ちのする」、「おしゃれ」で「少し高価」なお菓子を「人数分」購入されています。

女ゴコロを掴むものは歯科医院経営を制する。

女ゴコロがわからないという自覚のある歯科医師は、まずはお土産選びの訓練から始めてみても良いかもしれません。

歯科衛生士のトリセツ

82

歯科医師もモチベーションを自問する

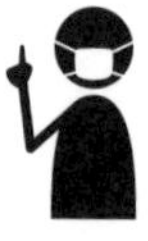

「働く理由」を見失っていませんか？

当たり前のことですが、歯科大学や歯学部に進学するのは歯科医師になるためです。進学した当時は、歯科医師になり、歯科医療を通して社会貢献を目指していたはずです。無事に国家試験に合格した後、医局へ残る者、開業医に勤務する者と進路はさまざまですが、最終的に開業する割合が高いのも歯科医師の特徴と言えるでしょう。

8桁、9桁の借金をして一国一城の主になったのはいいが、毎月の返済に追われながら歯科医療以外のこと、特に「スタッフ問題」でこんなに悩むとは予想していなかったはずです。歯科医院経営にどっぷりはまるわけではなく、歯科医師としてのスキルアップに多くの時間をかけることができる勤務医に「戻りたい」と思ったこともあるのではないでしょうか。

配偶者や子供の幸せのために朝早くから、時には夜間診療や休日診療までしているのに、「家庭を大切にしない」「子供の世話を手伝ってくれない」などと肩身の狭い思いをした上に、「家には居場所がない」などという状況に陥っていることも珍しくありません。最悪なケースになると、奥さんから陰で「夫とは絶対に離婚しない。離婚したらこの生活レベルを維持できなくなるから」と言われる、動くＡＴＭになっているようです。

こうなると何のために働いているのか、何のために歯科医師になったのか、何のために開業したのかわからなくなります。

歯科医療を通して社会貢献をするのはとても重要なことです。人生の重要項目の上位に位置しますが、歯科医師としての役目だけが人生のすべてではありません。

ライフステージごとに家庭や社会での役割も変化してきます。

しかし、自分の人生における歯科医師の割合のバランスを崩してしまい、家庭内不和、子育てへの後悔、病気、最悪のケースは自殺へと負の螺旋階段を下りていくことになりかねません。

かく言う私も40代の時に、ストレスで体調を崩し10日間ほど入院生活を送ったことがあります。

仕事、子育て、実父の介護、義父母とのトラブル。心と体のバランスを崩しました。その年の誕生日は入院先のベッドの上でたった一人で迎えました。

なぜあんなに自分で自分を追い詰めていたのか、今となっては笑って話せますが、当時は忙しすぎて余裕がありませんでした。

きっとあの頃の私は歯科医師としても余裕がなく、患者さんやスタッフに対しても刺々しい対応をしていたと思います。

人は自分に余裕がなくなると自分自身を追い詰めるか、他人に対して攻撃的になるものです。

日々、仕事に忙殺される「歯科医師」という職業を選択した私たち。

「何のために仕事をしているのか？」

当院では、スタッフに事あるごとに問いかけている質問ですが、歯科医師自身もまた仕事へのモチベーションを自問する時間を是非とも捻出するべきだと思います。

歯科衛生士のトリセツ

83

歯科医師は「お山の大将」と自覚する

狭い世界で生きている自分を客観的に見てみる

歯科医師になるにはお金がかかります。

私の場合、私立医科大学の歯学部を卒業しているので、卒業するまでに、当時は入学金1000万円、授業料年間360万円×6年間分、その他教科書代、実習道具などの費用がかかりました（生活費はこれとは別です）。

亡くなった母が「家を一軒建てられた」とよく言っていました。

医科の場合は、医師不足解消のために私立大学でも「地域枠」や「特待生制度」などを行っており、いわゆる「苦学生」として医師になっている人もそれなりの人数が存在します。

私立歯科大や歯学部でも一部おこなっていますが、歯科医師になりたい人が減り続けているので、定員割れ防止のために、という理由もあるようです。

したがって、私立歯学部出身者の場合、高額な授業料を払える家庭環境で育っている人がほとんどです。そして、似たような境遇の人と同級生になり、卒業後も付き合いは続きます。

卒業後はすぐに「先生」と呼ばれるので、まだ自分は何者でもないのに偉くなったような勘違いをしてしまいます。

恵まれた家庭環境で育っているためか、歯科医師には穏やか、悪く言えば呑気な人が多いように感じます。自分を振り返ってみても、望んだことはほぼ叶えられ、マイペースに育っているので他人と争うこともなく、他人の気持ちをあまり考えずに生きてきたような気がします（私だけかもしれませんが……）。

金銭感覚や生活パターンが似ているので、どうしても付き合いは同業者が多くなります。必然的に悩み事は同じような内容になり、歯科医師が二人以上集まると必ずスタッフの話になる、なんてことも。

違う世界や他業種を知るための機会も時間もなく、狭い世界で過ごしているのです。

大学で「歯科医療」については学んできましたが、「経営」については素人。自分で開業しようと決めてから経営の勉強を始める、または経営の勉強をすることなく開業する、というパターンもあるようです。

恵まれた環境でおっとり育ち、若いうちから「先生」と呼ばれ、自分と似た境遇の人間ばかりの狭い世界で過ごし、経営のプロでもない――それが歯科医師です。

自分は先生と呼ばれるに値するのか、勉強不足なところはないか、常に自問自答する姿勢を持たなければ、歯科業界は凋落の一途をたどるのではないでしょうか。

いくら経営者で「先生」と呼ばれていても、実際は狭い世界の「小さなお山の大将」であると自分自身で気づくことが、スタッフと良好な関係を築く第一歩だと思います。

しかし、お山の大将が悪いわけではありません。

小さなお山のてっぺんに立っているので、隣の山のてっぺんも見えるはずです。

歯科がこれ以上人気のない職種にならないように、それぞれの山はそれぞれの院長らしさを出しながら、小さな山同士がタッグを組んで「歯科」という魅力ある山岳地帯を作っていけたなら、まだまだこの業界にも明るい未来はあると思うのです。

おわりに　〜みんなの笑顔のために〜

平成20年に「ぴかぴかスマイルクラブ」というむし歯予防のためのキッズクラブを作りました。「ぴかぴかの白い歯で素敵なスマイルを！」という思いを込めてネーミングし、「ぴかスマ」という愛称で親しまれています。

開始から10年以上経ち、当時小学生だった会員の中には大学生になり、実家に帰省する度に定期健診を受け続けてくれている元メンバーも存在します。真っ白い綺麗な歯を見せながらとびっきりの笑顔で大学生活のこと、なりたい職業のこと、将来の夢などを話す彼らの姿は眩いばかりです。

若い彼らに「歯の大切さ」を語っても、今のところはピンとこないでしょう。しかし、この先年齢を重ね、いつの日か「歯を大切にしていてよかった」と思ってくれる日が来たらとても嬉しいことです。

歯科医師一人では何もできません。歯科衛生士、スタッフがいてくれるからこそ患者さんの笑顔を見ることができるのです。歯科医師にとってはなくてはならないありがたい存在なのです。

患者さんの、そしてスタッフの笑顔のために『歯科衛生士のトリセツ』がお役に立てれば幸いです。

『歯科衛生士のトリセツ』を発行するにあたり、多くの方にお世話になりました。

株式会社かざひの文庫・磐﨑文彰様、一般社団法人風水心理カウンセリング協会代表理事・出版プロデューサー・谷口令先生、紫村陽介先生、一般社団法人個性心理學研究所総本部・弦本將裕先生に心より感謝申し上げます。

本来ならば2020年は東京オリンピック、パラリンピックが開催され、世界中の人々が4年に一度のスポーツの祭典に歓喜していたはずでした。しかし、新型コロナウイルスにより昨日までは当たり前だったことが当たり前ではなくなりました。以前の生活様式に戻ることはないでしょう。

世界中でありとあらゆることが変わりましたが、生きていくために「口から物を食べる」こと、大切な人に気持ちを伝えるために「喋る」ことは変わりませんでした。どんなに世の中が変化しても、「変わらないもの」を守るために、歯科医師を支えてくれる歯科衛生士、スタッフとともに前進し続けようと思います。

歯科衛生士《しかえいせいし》のトリセツ

女性《じょせい》歯科《しか》医師《いし》だからわかる歯科《しか》マネジメント

著者／大澤優子《おおさわゆうこ》

2020年10月26日　初版発行
2021年 2 月11日　2 刷発行

発行者　磐崎文彰
発行所　株式会社かざひの文庫
〒110-0002　東京都台東区上野桜木2-16-21
電話／ FAX 03(6322)3231
e-mail:company@kazahinobunko.com http://www.kazahinobunko.com

発売元　太陽出版
〒113-0033　東京都文京区本郷4-1-14
電話 03(3814)0471　FAX 03(3814)2366
e-mail:info@taiyoshuppan.net http://www.taiyoshuppan.net

印刷・製本　モリモト印刷

出版プロデュース　谷口 令
編集協力　川又り絵
装　丁　緒方 徹

参考文献
動物キャラナビ『バイブル』 弦本將裕著　　株式会社　集英社
動物キャラナビ『お仕事編』 弦本將裕著　　株式会社　集英社

ISBN978-4-86723-011-4

プロフィール
青森県八戸市出身。歯科医師。株式会社ケロル代表取締役。岩手医科大学歯学部卒業後、10年の勤務医生活を経験し、その後、大澤歯科医院副院長となり現在に至る。医院とスタッフのマネジメント、子育てで悩んでいた40代で個性心理學と出会い、個性心理學認定講師として一部上場企業、歯科デーラー、小児科医院などでの講演を多数行っている。
青森市大澤歯科医院「ママさん歯科医師D r .YUKO」のブログで女性歯科医師としての目線で、日々の診療、働く女性として、子育てのことなどを発信中。
また、風水心理カウンセリング協会認定講師美樹柚華（みきゆか）として、日々の生活に風水を取り入れて人生を変えるためのヒントも発信中。